Divertikulitis -
Die unterschätzte Krankheit

Divertikulitis erfolgreich erkennen, erfolgreich behandeln

Sabine Wiesel

W0412667

3.erweiterte Auflage 201
ersa Verlag
ISBN 978-3-944523-06-4
© Copyright 2014 ersa Verlag
Umschlaggestaltung: ersa Verlag
Umschlagfoto:© Kurhan - Fotolia.com
Herstellung: SOL Service GmbH Schrobenhausen,
Printed in Germany

Diese Publikation ist urheberrechtlich geschützt. Alle Rechte vorbehalten. Die Verwendung der Texte und Abbildungen, auch auszugsweise, ist ohne die schriftliche Zustimmung des Verlages rechtswidrig und wird straf- und zivilrechtlich verfolgt. Dies gilt insbesondere für Vervielfältigung, Übersetzung oder Verwendung in elektronischen Systemen.
Sämtliche Angaben und Anschriften wurden sorgfältig und nach bestem Wissen und Gewissen ermittelt. Trotzdem kann von Autor und Verlag keine Haftung übernommen werden.

© Copyright 2014 ersa Verlag

Alle Angaben in diesem Buch wurden nach bestem Wissen und mit größter Sorgfalt erstellt. Die Angaben und Empfehlungen erfolgen ohne Verpflichtung oder Garantie der Autorin. Sie und der Verlag übernehmen keine Verantwortung und Haftung für Personen-, Sach- und Vermögensschäden aus der Anwendung der hier erteilten Ratschläge. Dieses Buch hat nicht die Absicht und erweckt nicht den Anspruch, eine ärztliche Behandlung zu ersetzen. Ausdrücklich wird empfohlen, eine medizinische Diagnose vom Therapeuten einzuholen und eine entsprechende Therapiebegleitung durchzuführen. Einige der vorgestellten Maßnahmen weichen von der gängigen medizinischen Lehrmeinung ab und resultieren aus der Erfahrungsheilkunde. Es wird ausdrücklich darauf hingewiesen, dass mit diesem Buch keine erfüllbaren Hoffnungen erweckt werden, die eventuelle Heilerfolge erwarten lassen können. Die Verwertung der Texte und Bilder, auch auszugsweise, ist nur mit Zustimmung des Verlages und der Autorin erlaubt. Dies gilt auch für Vervielfältigungen, Übersetzungen, Mikroverfilmungen und für die Verarbeitung mit elektronischen Systemen.

Inhaltsverzeichnis

Vorwort

Sie haben soeben die Diagnose Divertikulitis erhalten und wissen gar nicht, was Ihr Arzt Ihnen damit eigentlich sagen wollte?
Wahrscheinlich hatten Sie die typischen Beschwerden wie die plötzlich auftretenden Schmerzen im linken Unterbauch, die bis in den Rücken strahlten? Zwischendurch hatten Sie außerdem Fieber und mussten sich immer wieder erbrechen? Aber anstatt dass der Arzt eine Grippe diagnostiziert, spricht dieser von einer Krankheit, die Sie wahrscheinlich noch nie gehört haben.
Die Rede ist von Divertikulitis. Ein Name, den man sich kaum merken kann. Und da man so wenig von dieser kompliziert klingenden Krankheit hört, geht man davon aus, dass diese auch nur ganz selten vorkommt. Doch weit gefehlt!

Warum diese Darmkrankheit in der Öffentlichkeit so wenig bekannt ist, liegt vielleicht daran, dass man so ungerne über ‚Darmgeschichten' spricht.
Lieber spricht man über neue Schuhe und das neueste Handy als dass man sich über veränderte Stuhlgewohnheiten, Blähungen, Verstopfung und Schmerzen im linken Unterbauch unterhält.
Geschweige denn über Eiter im Stuhlgang.
Dabei ist das Auftreten dieser Dickdarmerkrankung weitaus häufiger als vielfach angenommen wird. Während sie bei unter 40-Jährigen noch äußerst selten auftritt, nimmt die Häufigkeit mit zunehmendem Alter dramatisch zu. Im Alter von 85 Jahren haben ca. 65 % der Menschen Divertikulitis, also mehr als jeder Zweite.
Sie tritt immerhin so oft auf, dass sie als die häufigste chronische Dickdarmerkrankung bezeichnet wird. Und dennoch kennt sie kaum jemand. Hinzu kommt, dass diese Krankheit völlig unterschätzt und in ihrer Problematik verkannt wird.
Denn wer Divertikulitis erstmalig in seiner typischen Form erlebt, gerät schnell in Panik und denkt womöglich an eine gefährliche

Krankheit. Wie sich beim Arzt schließlich herausstellt, ist die Erkrankung zwar auf den ersten Blick dann doch nicht so dramatisch, wie sie den Anschein erweckt, aber harmlos ist sie auch nicht.

Also, was verbirgt sich hinter dieser großen unbekannten Dickdarmerkrankung?

Wer von Divertikulitis betroffen ist, bekommt kleine dünne Ausstülpungen der Darmwand, die sich nicht aktiv entleeren können wie der restliche Darm. Als Folge dessen kommt es in diesen Ausstülpungen zu Nahrungsansammlungen und Kotverstopfungen, wodurch Bakterien in die Darmwand eindringen können. Häufig entstehen dadurch in den betreffenden Darmabschnitten Entzündungen und Schmerzen.
Und wenn diese Entzündungen immer wieder auftreten, kann dies sogar zu Eiteransammlungen im kleinen Becken führen. Und auch noch dramatischere Folgeerscheinungen wie ein Darmdurchbruch mit einer nachfolgenden Bauchfellentzündung können durch diese Krankheit entstehen.

Damit es erst gar nicht zu diesen lebensbedrohlichen Folgen kommt, sollten die Entzündungen also rechtzeitig eingedämmt werden. Oder besser noch: sie sollten erst gar nicht auftreten.
Aber was kann man tun, damit sich erst gar keine Ausstülpungen bilden? Welche prophylaktischen Möglichkeiten bieten sich an, um diese bedrohlich werdende Krankheit am besten erst gar nicht entstehen zu lassen? Oder wie kann man zumindest ihre Gefahren reduzieren?
Erfahren Sie in diesem wertvollen Buch, welche Maßnahmen am sinnvollsten sind, um erneute Entzündungen zu verhindern.
Lesen Sie auch viele Tipps aus der Sicht einer Betroffenen und umfangreiche Ratschläge aus dem Bereich der Naturheilkunde. Und schließlich erhalten Sie viele interessante Rezepte, die Sie ganz

einfach nachkochen können und sehr förderlich für die Verdauung sind.

Nur wer selbst von dieser Erkrankung betroffen ist, kann am besten über ihre Tücken berichten und Hintergrundwissen preisgeben, das Ihnen zu spürbar mehr Beschwerdefreiheit verhelfen kann. Immerhin liegt das Rückfallrisiko bei 30 Prozent. Und wer möchte da schon dazugehören? Doch denken Sie stets daran, dass ein Buch niemals Ihren Arzt ersetzen kann. Bei Schmerzen und Beschwerden suchen Sie stets den Arzt Ihres Vertrauens auf.

Divertikel, Divertikulose und Divertikulitis

Wenn man die Diagnose Divertikulitis erhält, wird man Mühe haben, sich diesen Namen überhaupt merken zu können. Außerdem sind da ja noch die Begriffe *Divertikel* und *Divertikulose.* Aber was genau ist das eigentlich? Ist „Divertikulose" und „Divertikulitis" etwa das gleiche? Zugegeben, auf den ersten Blick sind diese Begrifflichkeiten tatsächlich leicht irreführend und man wirft sie schnell ‚in einen Topf'.
Damit Sie ab jetzt die jeweiligen Unterschiede kennen lernen und auch Ihren behandelnden Arzt besser verstehen können, erfahren Sie alles Wichtige darüber in diesem Kapitel.

Was sind „Divertikel"?

Divertikel sind einzelne Ausstülpungen in der Darmwand. Sie sind weit verbreitet, denn immerhin sollen allein in Deutschland etwa 5 Millionen Menschen betroffen sein. Sie bestehen nicht von Geburt an, sondern entwickeln sie sich im Laufe der Zeit und mit zunehmendem Alter immer häufiger.
Während die Divertikel meistens gar nicht bemerkt werden und zu keinerlei Beschwerden führen, kommt es bei etwa 25 % der betroffenen Personen zu Entzündungen und den damit einhergehenden Komplikationen. Die Entzündung kommt in der Regel durch Nahrungsreste zustande, die sich in den Ausstülpungen einnisten und nicht über den Stuhlgang ausgeschieden werden. Diese in den Divertikeln gelagerten Reste werden auch als Kotverstopfungen bezeichnet.
Ist es erstmal zu der Entstehung von Divertikeln gekommen, bilden sie sich in der Regel ohne eine Therapie nicht von allein zurück. Dies hängt damit zusammen, dass die Divertikel nicht über eine eigene Muskulatur verfügen. Aufgrund dieser fehlenden Darmbewegungen in der Wandmuskulatur können sich die Divertikel nicht

selbst wieder entleeren so wie es der Fall bei dem übrigen Darm ist.

Divertikel sind sackförmige erbsen- oder auch bohnenähnliche Ausstülpungen, die eine Größe zwischen 3 und 10 mm erreichen. Divertikel können in verschiedenen Hohlorganen wie dem Dickdarm und der Blase vorkommen. Normalerweise lässt sich immer eine offene Verbindung zum Ursprungsorgan – *bei Darmdivertikeln ist es der Darm* – nachweisen.

Zwar besteht häufig die Assoziation, Divertikelerkrankung bedeute immer eine *Kolondivertikulitis (Ausstülpungen der Darmwand)*, aber dies ist nicht ganz korrekt. Denn Divertikel können auch in allen anderen Hohlorganen auftreten.
Im Darm entstehen die Divertikel im Dünndarm als auch im Dickdarm. Am häufigsten findet man sie im linksseitigen Dickdarm, speziell im sogenannten *Sigma-Darm*. Dieses ist ein s-förmiger Bereich des Dickdarms, der sich direkt vor dem Enddarm befindet. Divertikel in den übrigen Darmabschnitten sind dagegen viel seltener. Im Mastdarm kommen diese beispielsweise überhaupt nicht vor.

Am häufigsten treten sogenannte falsche Divertikel auf, die auch *Pseudo-Divertikel* genannt werden. Hierbei stülpt sich nur die Darmschleimhaut nach außen und nicht die ganze Darmwand.
Diese drücken sich durch kleine Öffnungen in der Muskelschicht der Darmwand nach außen und bilden die für diese Erkrankung typischen Ausstülpungen. Oft kommt es dazu, dass dies ausgerechnet in den Bereichen auftritt, in denen Blutgefäße die Darmwand durchqueren, damit die Darmschleimhaut mit Blut versorgt wird.
Viel seltener als die falschen Divertikel treten die echten Divertikel auf. Bei diesen wölbt sich nicht nur die Darmschleimhaut nach außen, sondern mit ihr auch die Muskelwand des Darmes. Während

die echten Divertikel überwiegend im Dickdarm auftreten, erscheinen die falschen Divertikel hauptsächlich im Dünndarm.
Liegen mehrere Divertikel nebeneinander, spricht man von einer *Divertikulose*.
Dieses ist die Vorstufe einer Divertikulitis.
Tritt in den Ausstülpungen schließlich eine Entzündung auf, spricht man von einer Divertikulitis.

Die Entstehung der Divertikel wird durch eine ballaststoffarme Ernährung und mangelnde Bewegung begünstigt, weil dies zu einer zu langen Verweildauer der Nahrungsreste im Darm führt.
Werden zu wenige Ballstaststoffe verzehrt, wird der Stuhlgang hart, sodass dieser nur schwer passierbar ist und einen erhöhten Druck für die Ausscheidung erfordert. Mit der Zeit führt ein erhöhter Druck dazu, dass auf die innere Darmschleimhaut an den Schwachstellen der Darmwand Ausdehnungen entstehen, die sich schließlich als Divertikel manifestieren.
Divertikel in der Darmschleimhaut, die ohne Entzündung oder Blutung verlaufen, stellen übrigens keinen Krankheitswert dar.

Was ist „Divertikulose“?

Eine Divertikulose stellt heutzutage die am häufigsten vorkommende pathologische Darmwandveränderung dar. Sie gilt als die am meisten vorkommende gutartige Veränderung des Verdauungstraktes. Bei älteren Menschen gehört sie zu den häufigsten Erkrankungen überhaupt.

Man spricht von einer Divertikulose ab dem Moment, wenn im Darm mehrere Divertikel nebeneinander liegen. Dieser Zustand wird als Vorstufe der Divertikulitis gesehen, die sich durch Entzündungen der Divertikel auszeichnet. Die Divertikel treten dabei im Dünn- als auch im Dickdarm auf.
Zu über 90 % betreffen sie jedoch den hinteren Abschnitt des Dickdarms, dem Sigma.
Allerdings entzündet sich nicht jede Ausstülpung, sodass der Prozess auf der Ebene der Divertikulose stehen bleiben kann. Ohne Entzündungen oder Blutungen der Divertikel stellt auch die Divertikulose in Fachkreisen keinen eigentlichen Krankheitswert dar.
Bedenklich wird die Divertikulose in dem Moment, in dem es zu Entzündungen oder Blutungen der Ausstülpungen kommt. Denn in diesem Stadium ist dann aus der Divertikulose eine Divertikulitis geworden.

Als effektivste Maßnahmen, um die Entstehung weiterer Divertikel und eine Entzündung bereits bestehender Ausstülpungen zu vermeiden, gelten die beiden Faktoren *Bewegung* und *ballaststoffreiche Ernährung*. Lesen Sie hierzu das Kapitel ‚Vorbeugung erneuter Schübe’.

Was ist „Divertikulitis“?

Obwohl die Divertikulitis (auch als Kolondivertikulitis bezeichnet) in der Öffentlichkeit noch so unbekannt ist, ist ihr Ausmaß in den westlichen Industrieländern heutzutage so groß, dass sie eine der häufigsten Erkrankungen des Darmtraktes ist und zu den Volkskrankheiten gehört.
Sie wird auch als Wohlstandskrankheit bezeichnet, die insbesondere Fleischliebhaber bekommen.

Die Erkrankung gehört zu den Divertikelerkrankungen und kann sehr ernsthafte und schmerzhafte Ausmaße annehmen. Die Divertikulitis gilt als eine Weiterentwicklung bzw. als Komplikationsvariante der Divertikulose.
Die Basis einer Divertikulitis ist also eine vorangegangene Divertikulose, bei der es zu Ausstülpungen der Darmwand gekommen ist. In diesen Divertikeln haben sich Nahrungsreste angesammelt, die lange Zeit keine Beschwerden verursachen.
Kommt es jedoch aufgrund von bakteriellen Entzündungen zu Infektionen, so spricht man ab diesem Moment von einer Divertikulitis.
Diese Entzündungen können immer von nur einem oder auch von mehreren Divertikeln ausgehen und sich auf die Darmwand ausbreiten. Häufig wird die Divertikulitis durch starke Bauchschmerzen, Übelkeit, Veränderungen der Verdauung und Fieber begleitet.
Während leichte Krankheitsverläufe durch eine Ernährungsumstellung und Antibiotika erfolgreich zu Hause behandelt werden können, ist bei schweren Verläufen immer ein Krankenhausaufenthalt erforderlich. In einigen Fällen ist dann eine Operation mit der Entfernung des entzündeten Darmabschnittes nicht vermeidbar.
Wenn die Entzündung auf benachbartes Gewebe übergreift, wird dies als eine Peridivertikulitis bezeichnet. Sobald die Entzündung der Divertikel abgeheilt ist, geht die Divertikulitis wieder in eine

Divertikulose über. Allerdings können die Entzündungen immer wieder auftreten und dabei unterschiedlich ausgeprägt sein.
Wer von Divertikeln betroffen ist, muss nicht zwangsläufig an der Divertikulitis erkranken. Der überwiegende Teil der Divertikelträger bleibt nämlich völlig symptomfrei. Warum dies so ist, ist wissenschaftlich bisher noch nicht geklärt.

Divertikulitis – eine Alterskrankheit?

Die Erfahrung hat gezeigt, dass die Divertikulitis als Alterserkrankung anzusehen ist, denn offenbar treten Divertikel erst relativ spät im Leben auf. Folgt man medizinischen Statistiken, tritt die Erkrankung im Kindesalter und bis zu einem Alter von etwa 25 Jahren so gut wie gar nicht auf. Auch in der Altersspanne von 30 bis 40 ist diese Krankheit vergleichsweise selten: Weniger als 10% der Personen diesen Alters erkranken an einer Divertikulitis.

Kommt es dennoch in jungen Jahren zur Divertikulitis, so ist diese sehr häufig durch einen aggressiven Verlauf und diverse Komplikationen geprägt.
Ab dem 50. Lebensjahr nimmt die Erkrankungsrate dann allerdings rapide zu. Während im Alter von 50 bis 60 Jahren fast jeder Vierte betroffen sein soll, beträgt das Risiko einer Divertikulitis mit Erreichen des 70. Lebensjahres immerhin über 40 %.

Schätzungen gehen davon aus, dass etwa 65 % der Personen, die 80 Jahre und älter sind, an einer Divertikulitis leiden bzw. Divertikel entwickelt haben. Erschwerend kommt hinzu, dass sich mit zunehmendem Alter rascher größere Divertikel ausbilden, und die Komplikationsraten deutlich ansteigen. Zwar wird allgemein davon ausgegangen, dass das Geschlecht bei der Entstehung von Divertikulitis keine Rolle spielt, aber dennoch gibt es einige geschlechtsspezifische Unterschiede. Während das männliche Geschlecht in jüngeren Jahren ganz eindeutig mit einer Rate von bis zu 80 % überwiegt, sollen, laut einiger Literaturangaben, im fortgeschrittenen Alter Frauen deutlich häufiger betroffen sein. Möglicherweise hängt dies allerdings mit der höheren Lebenserwartung von Frauen zusammen.

Da die Divertikulitis ganz offensichtlich eine Alterserkrankung zu sein scheint, vermuten Mediziner, dass eine der Ursachen für eine Divertikulitis in der altersbedingten Verdünnung der Darmwand liegt. Der Anstieg der Erkrankung von 5 % zu Beginn des 20. Jahrhunderts auf eine Quote von über 50 % in der heutigen Zeit hat dazu geführt, dass die Divertikulitis zunehmend ernster genommen wird.
In den USA wird mittlerweile vermutet, dass dort etwa 7 Millionen Menschen von Divertikeln betroffen sind, von denen wiederum ca. 1,5 Millionen Betroffene Divertikelerkrankungen entwickeln. Das amerikanische National Institute of Diabetes and Digestive and Kidney Diseases geht sogar davon aus, dass in den USA mindestens jeder Zweite über 60 Jahre von Divertikulitis betroffen ist.

In Deutschland wurden im Jahr 2002 fast 90.000 Patienten aufgrund einer Divertikulose stationär behandelt. Angesichts des demographischen Wandels ist zweifelsohne mit einem weiteren dramatischen Anstieg der Divertikulitis zu rechnen.
In Entwicklungsländern gehört die Divertikulitis übrigens zu den sehr seltenen Krankheiten. Man führt dies auf den intensiven Konsum von ballaststoffreichen Nahrungsmitteln zurück.

Die Verdauung

Verdauung ist ein sehr komplexer individueller Vorgang des Körpers und fordert dem Organismus teils Höchstleistungen ab. Denn immerhin muss der Verdauungstrakt täglich ca. 3 Kilogramm Nahrungsmittel und Getränke bewältigen, damit der Körper mit diversen Nährstoffen und ausreichend Energie versorgt wird.
Verdauung ist letztendlich nichts anderes als die Umwandlung der Nahrung in Bestandteile, die der Körper verwerten kann. Die Energie, die der Körper zum Atmen, Denken, Bewegen, Essen, Schlafen, Stoffwechselprozesse und vielem mehr benötigt, gewinnt der Körper aus der Nahrung.

Die Aufgabe der Verdauung ist es, die Nahrung, die wir bestehend aus Kohlenhydraten, Fetten, Vitaminen, Mineralien und Eiweißen zu uns nehmen, in mikroskopisch kleine Partikel aufzuspalten, die von den Körperzellen aufgenommen werden können. Die Zellen benötigen diese Nahrungsbestandteile zur Energiegewinnung, Instandhaltung und für Reparaturvorgänge.
Dabei wird die Nahrung zunächst im Mund zerkleinert. Durch den Speichel findet bereits im Kleinen eine Art Verdauung statt. Dies können Sie selbst sehr gut testen, wenn Sie beispielsweise ein Stück Brot sehr lange Zeit im Mund zerkauen. Sie werden feststellen, dass das Brot plötzlich süß schmeckt.

Über die Speiseröhre wird der Nahrungsbrei dann in den Magen befördert, wo er durch die Magensäure weiter verdaut wird. Im Zwölffingerdarm wird die Nahrung durch Enzyme dann soweit zerlegt, dass die einzelnen Bestandteile klein genug sind, um durch die Darmschleimhaut in die Blutbahn abgegeben zu werden. Die Nährstoffe werden dann vom Blut im gesamten Körper verteilt und genutzt. Die Nahrungsbestandteile, die im Darm verbleiben, können vom Körper nun nicht weiter genutzt werden. Im Dickdarm werden diese auf das Ausscheiden vorbereitet: Sie werden eingedickt (daher auch der Name Dickdarm). Dabei wird dem Nahrungsbrei so viel Wasser entzogen, dass sich seine Masse um rund 75% reduziert. Ist diese Funktion einmal gestört, d.h. wird dem Nahrungsbrei im Dickdarm nicht genügend Wasser entzogen, so erleben Sie das als Durchfall. Dabei kann der Wasserverlust für den Körper so dramatisch werden, dass es in seltenen Fällen zu einer lebensgefährlichen Dehydratation (*Austrocknung, Wassermangel des Körpers*) kommen kann.

Obwohl dem Nahrungsbrei hauptsächlich im Dickdarm Flüssigkeit entzogen wird, findet dies zu einem geringen Prozentsatz auch noch im Mastdarm statt. Vergleicht man jedoch die Größe dieser beiden Darmabschnitte miteinander, wird deutlich, dass der Dickdarm in dieser Hinsicht den größten Teil der Arbeit leistet: Mit seinen 20 Zentimetern Länge ist dieser im Vergleich zum rund 1,5 Metern langen Dickdarm recht kurz. Die Hauptaufgabe des Mastdarms ist es daher, die eigentliche Entleerung des Stuhls in Gang zu bringen.

Ziel einer optimalen Verdauung sollte sein, dass eine regelmäßige Stuhlentleerung stattfindet, und der Nahrungsbrei nicht zu lange im Darm verweilt. Denn je länger dieser im Dickdarm vorhanden ist, desto mehr Wasser wird dem Speisebrei entzogen. Dadurch wird die Konsistenz des Kot zunehmend fester, was die Ausscheidung erschwert und zu mehr Druck auf den Darm führt. Und dies wiederum begünstigt die Entstehung von Divertikeln.

Damit die Verdauung optimal verlaufen kann, ist einerseits eine ballaststoffreiche Ernährungsweise erforderlich, andererseits ist aber auch entscheidend, wie man isst. Da die Verdauung bereits im Mund beginnt, sollte die Nahrung sehr gründlich gekaut werden. Wichtig ist, dass das Essen nicht zwischendurch und mit viel Hektik eingenommen wird, sondern dass man sich genügend Zeit nimmt und nicht vom Essen ablenken lässt. Fernsehen, Lesen oder am Computer arbeiten sollten vor oder nach dem Essen erfolgen. Verteilen Sie Ihre Mahlzeiten auf mehrere kleine Portionen über den ganzen Tag anstatt auf wenige große.

Der Darm

‚*Der Tod sitzt im Darm*' – ein altes Sprichwort, das auf Paracelsus zurückgeführt wird, ist heute aktueller als jemals zuvor, und für Personen mit einer Divertikulitis gilt dies ganz besonders. Denn durch die Ausstülpungen und eventuellen Entzündungen ist der Darm bei diesen Patienten meist sehr stark in Mitleidenschaft gezogen.
Trotz allem wird in dem Darm lediglich das Organ gesehen, das als Transport- und Ausscheidungsorgan fungiert und nur den Nahrungsbrei vom Magen bis zum Darmausgang befördert - mehr Funktionen werden ihm meistens nicht zugedacht. Dabei spielt der Darm eine so grundlegend bedeutende Rolle bei der Gesunderhaltung eines Menschen. Denn ist der Darm krank, ist der ganze Mensch krank.
Aber erst wenn der Verdauungsapparat ins Stocken gerät, wird einem bewusst, wie wichtig die Verdauungsorgane für das allgemeine Wohlbefinden sind.

Der Darm lässt sich mit den Wurzeln einer Pflanze vergleichen. Steht ein Baum auf schlechtem Boden und kann er über seine Wurzeln nicht die erforderlichen Nährstoffe aufnehmen, kümmert er vor sich hin, und seine Blätter fallen ab. Genauso gut muss sich auch die ‚Pflanze Mensch' mit Nährstoffen versorgen und über gesunde Wurzeln die nötigen Energien aufnehmen.
Was die Wurzeln für den Baum sind – das ist der Darm für den Mensch. Wird der menschliche Organismus über den Darm nicht ausreichend mit Nährstoffen versorgt, kann das sehr gravierende Auswirkungen auf die Gesundheit haben.
Ist der Darm geschädigt und kann seine Aufgaben nicht vollständig

ausführen, leidet der gesamte menschliche Organismus unter diesem Zustand. Der Verdauungsapparat ist ein wichtiger Indikator für die Gesundheit eines Menschen.
Ist der Darm intakt, fühlt sich der Mensch meistens wohl. Ist der Darm hingegen erkrankt, erschlafft, entzündet, mit Divertikeln oder Geschwüren überwuchert, von einer Dysbiose, Candidainfektion oder einer durchlässigen Darmschleimhaut betroffen, äußert sich das durch Unwohlsein, Kränkeln und „sich einfach nicht gesund fühlen".

Wenn sich die Symptome in ganz anderen Körperregionen bemerkbar machen wie beispielsweise durch Juckreiz, Haarausfall und Müdigkeit, wird nur selten die Ursache im Darm gesucht. Schädliche Einflüsse wirken sich besonders auf die Darmschleimhaut aus, auf den Zustand anderer Schleimhäute des Organismus sowie auf die Haut. Sie kennen vielleicht die Aussage: ‚Die Haut ist der Spiegel des Darms'. So haben Hauterkrankungen wie Akne, Neurodermitis und Schuppenflechte sehr häufig ihre Ursache in einer gestörten Darmflora. Ganzheitlich arbeitende Mediziner und Kliniken therapieren diese Erkrankungen daher an der Wurzel, indem sie als Basistherapie eine Darmsanierung ins Behandlungskonzept miteinbeziehen.
Wenn die gesamte Darmoberfläche ausgebreitet würde, ließe sich ein Fußballplatz damit füllen. Tausende fingerförmige kleine Zotten sitzen in der Darmschleimhaut und sind mit Darmbakterien besiedelt, um die Verdauung in Gang zu halten.
Der längste Abschnitt im Verdauungskanal ist der Dünndarm. Nachdem die Nahrung im Magen vorverdaut wurde, ist es die Aufgabe des Dünndarms, die Nahrungsbestandteile zu resorbieren. Dieses geschieht über die Darmzotten des Dünndarms. Die menschlichen Dünndarmzotten sind zwischen 0,5 und 1,5 mm hoch, unterliegen einer ständigen Abnutzung und wachsen bei gesunden Menschen täglich nach.

Zöliakiepatienten (Betroffene einer Glutenunverträglichkeit) wissen am besten, wie wichtig das Vorhandensein von Darmzotten ist. Sie sind lebenslänglich auf eine glutenfreie Diät angewiesen, damit die Darmzotten gedeihen können. Wird diese Ernährung nicht konsequent eingehalten, erleiden sie eine *Zottenatrophie*, was eine meist komplette Zerstörung der Dünndarmzotten bedeutet. Durch die fehlenden Zotten leiden die Betroffenen unter einem gefährlichen Nährstoffmangel mit dem Risiko für zahlreiche Folgeerkrankungen wie z. B. Diabetes.

Durch bestimmte Lebensmittel wie z. B. Kuhmilchprodukte können die Darmzotten auch bei Nicht-Zöliakie-Betroffenen stark angegriffen werden. Durch den hohen Kaseinanteil der Kuhmilchprodukte werden die Zotten verklebt und können oft nur als Büschel den Darm verlassen, anstatt als einzelne Zotten abgetragen zu werden. Diese Form der Abtragung führt dazu, dass in der Darmschleimhaut Mikrorisse entstehen, die den Darm durchlässig werden lassen.

Der Dickdarm

Der Dickdarm ist bis zu 1,8 Meter lang und besteht aus dem Blinddarm, dem eigentlichen Kolon und dem Enddarm. Letzterer ist das ca. 20 cm lange Endstück des Dickdarms, das in den After mündet. Ein Teilbereich des Enddarms wird als Mastdarm (Rektum) bezeichnet und bildet quasi den Abschluss des Dickdarms, indem dieser direkt an den Schließmuskel anschließt. Seine Hauptaufgabe besteht darin, als Reservoir zur Verfügung zu stehen, damit sich der Stuhl bis zur Entleerung hier sammeln kann.

Der Dickdarm nimmt Wasser und Mineralien aus dem Stuhl auf. Wenn der Stuhl vom Dünndarm in den Dickdarm übergeht, befindet sich dieser noch in einer sehr flüssigen Konsistenz. Aufgabe des Dickdarms ist es, den Nahrungsbrei einzudicken. Bei diesem Prozess entzieht der Dickdarm dem Nahrungsbrei Wasser, um so auch für einen ausgeglichenen Wasserhaushalt zu sorgen.
Nach dem Durchlaufen des S-Darms erreichen die unverwertbaren Nahrungsreste schließlich den Enddarm, um von hier aus den Körper zu verlassen.

Das Immunsystem des Darms

Der Darm ist das größte Immunsystem des Körpers. Über 80 Prozent der Abwehrzellen sind im Darm tätig, was im Umkehrschluss bedeutet, dass bei einer defekten Darmflora eine starke Beeinträchtigung des Immunsystems vorliegt.
Die Abwehrzellen des Darms sind meistens die ersten ihrer Art, die mit Fremdstoffen aus der Umwelt in Kontakt kommen. Der Dünndarm verfügt über drei Abwehrbarrieren: die Dünndarmschleimhaut, den Schleim auf der Schleimhaut und die Bakterienflora auf der Schleimhaut.
Die darmassoziierten Abwehrzellen werden erst langsam nach der

Geburt aufgebaut. Bis zum Ende des ersten Lebensjahres verfügen Babys noch nicht über Enzyme, die für die Verdauung von tierischen Eiweißen und Fetten erforderlich sind. Wenn im ersten Lebensjahr trotzdem schon Nahrungsmittel mit diesen Bestandteilen zugeführt werden, kann es schnell zu Fäulnis und Gärung im Darm kommen. Ein Aufbau der gesunden Darmflora wird dadurch erschwert.

Untersuchungen haben gezeigt, dass das Immunsystem von Kindern wesentlich besser ausgeprägt ist, wenn sie als Baby gestillt wurden. Kinder, die mit Ersatzmilch aufwachsen, verfügen über ein deutlich weniger intaktes Immunsystem. Dieses wird darauf zurückgeführt, dass sich die Darmflora der Säuglinge durch die Zusammensetzung der Muttermilch besser aufbauen kann. Als Folge erkranken Kinder, die gestillt wurden, deutlich seltener an Allergien, als ihre nichtgestillten Altersgenossen.

Die Darmschleimhaut

Der Darmtrakt ist mit einer Schleimschicht ausgestattet, mit der fremde Substanzen abgefangen werden. Mit einer Größe von 300 m^2 bis 500 m^2 ist die Darmschleimhaut, und nicht die Haut (wie oft angenommen wird), die größte Kontaktfläche des Körpers zur Umwelt.
Bei einem gesunden Menschen ist die Darmschleimhaut mit einer stabilen Darmflora besiedelt und stellt damit eine natürliche Barriere gegen von außen eintretende krankmachende Keime dar. Diese Barriere ist eine der wichtigsten Grundlagen für einen gesunden Organismus!
Ist die Darmschleimhaut intakt, kann sie zwischen *schädlich* und *nützlich* unterscheiden. So werden die erwünschten Nährstoffe von den Darmschleimhautzellen aufgenommen und an den Blutkreislauf weitergeleitet – die schädlichen Eindringlinge werden hingegen aufgehalten und zur Ausscheidung weitergeführt.

Die im Darm angesiedelten Abwehrzellen sind oft die ersten, die mit Fremdstoffen oder Mikroben aus der Umwelt in Kontakt kommen. Deswegen entscheidet sich hier, was in den Körper aufgenommen und was ausgeschieden wird, indem die Darmschleimhaut quasi die innere Grenze des Körpers zur Außenwelt darstellt.
Die Darmschleimhaut ist somit das erste Verteidigungssystem gegen Fremdstoffe von außen.
Dabei gestaltet sich die Darmschleimhaut wie ein Netz, das als Schutz im Darm vorhanden ist, um zu verhindern, dass Giftmoleküle und Allergene in den Blutkreislauf und somit in den Körper eindringen können.

Täglich ist die Darmschleimhaut mit zahlreichen Stoffen konfrontiert. Im Darm entscheidet sich, was der Körper aufnimmt und was er wieder ausscheidet.
Die Energieversorgung der Darmschleimhautzellen erfolgt über *kurzkettige Karbonsäuren*, die von einer gesunden Darmflora gebildet werden. Ist die Darmflora aufgrund ihrer Dysbiose nicht in der Lage, die Karbonsäuren zu bilden, führt dies zu einer Unterversorgung der Darmschleimhautzellen. Als Folge können sich Entzündungen in einzelnen Darmabschnitten entwickeln.

Wenn die Schleimhaut intakt ist, gelangen Fremdstoffe und unverdaute Bestandteile als Abfallstoffe erst gar nicht weiter in den Organismus, sondern werden über den Darm ausgeleitet. Beim *Leaky Gut Syndrom (löchriger Darm)* zum Beispiel, ist genau an dieser Stelle der Schwachpunkt: Substanzen, die normalerweise verdaut werden, gelangen durch die löchrige Darmschleimhaut in den Blutkreislauf und damit in den gesamten Organismus. Damit können generalisierte Allergien oder Nahrungsmittelallergien ausgelöst werden.
Bildlich gesehen kann man sich das so vorstellen, als wenn Ihr gegessenes Salatblatt und der beigelegte Putenstreifen in Ihrem Blut-

kreislauf landen und darin „herumschwimmen“. Dort aber gehören diese festen Nahrungsbestandteile nicht hin, sondern sie müssen vorher in die einzelnen Nährstoffe beziehungsweise kleinsten Moleküle aufgeteilt werden. Geschieht dies nicht, wie z.B. beim Leaky Gut, gelangen die unverdauten Nahrungsbestandteile in den Blutkreislauf, werden in den ganzen Körper verteilt und richten großen Schaden an.
Die unverdauten Nahrungsbestandteile bilden eine schlammartige Masse, die andere Organe belastet und damit deren Funktionstüchtigkeit stark beeinträchtigt. Zusätzlich zu den unvollständig gespaltenen Nahrungsbestandteilen gelangen über die durchlässige Darmschleimhaut auch Toxine in den Körper, die zu verschiedensten krankhaften Beschwerden führen können.

Die Darmschleimhaut wird beim Leaky Gut Syndrom von mehr krankhaften Darmbakterien und Pilzen bewohnt als von gesunden Bakterien. Dabei produzieren krankhafte als auch gesunde Bakterien bestimmte Verdauungsgifte, die bei einer gestörten Darmschleimhaut in den Körper gelangen können.
Besonders die Entgiftungsorgane Leber und Nieren sind durch diese Giftstoffbelastungen zusätzlich belastet und müssen Höchstleistungen erbringen. So gehört bei einer Therapie des Leaky Guts eine Unterstützung dieser Ausscheidungsorgane unbedingt zu einer ganzheitlichen Behandlung.

Durch das Leaky Gut Syndrom können sich die Darmschleimhäute entzünden und die Darmzotten beschädigt werden. Damit stehen erforderliche Enzyme und Sekrete nicht ausreichend zur Verfügung, was für eine gesunde Aufnahme von Nährstoffen und für eine vollständige Verdauung aber erforderlich ist.
Auch bei Patienten mit *Colitis ulcerosa* ist die Barriere der Darmschleimhaut gestört, sodass sich der Körper nicht ausreichend gegen das Endringen von Fremdkeimen wehren kann. Aus dieser Situati-

on heraus reagiert das Immunsystem überaktiv und kämpft auch gegen die körpereigenen Keime, was letztendlich Entzündungen der Darmschleimhaut auslöst.

Die Darmflora

Die Gesamtheit der im Darm lebenden Kleinstlebewesen (Mikroorganismen) wird als Darmflora bezeichnet. Der Mensch kommt mit einer nicht voll entwickelten Darmflora zur Welt, was Mediziner als ‚*abnormale Darmflora*' oder ‚*Mikrobiota*' bezeichnen. Die Darmflora muss sich in den ersten Lebensmonaten entwickeln, dazu bedarf es einer Ansiedelung von Probiotika. Die ersten Bakterien erhält der Mensch während des Geburtsvorgangs, weitere kommen während der Stillzeit über die Muttermilch und später durch feste Nahrung hinzu.

Obwohl die mikrobiologische Darmflora schon seit Ende des 19. Jahrhundert bekannt war, wurde ihre eigentliche Bedeutung erst vor wenigen Jahrzehnten entdeckt. Anfangs wurde das Vorhandensein von Darmbakterien zunächst für einen krankhaften Zustand gehalten. Aber das Bild änderte sich bald, als man feststellte, dass der Mensch für seine Gesundheit eine Darmflora benötigt.
Eine gesunde Darmflora ist für den gesamten Organismus lebensnotwendig, um gegenüber der Umwelt gewappnet zu sein. In einem gesunden Darm leben ca. 100 Billionen Bakterien, die mehr als 400 verschiedenen Arten angehören und in *gesundheitsschädigende*, fäulnisbildende Bakterien (Kolibakterien, Fäulnisflora) und *darmfreundliche* Bakterien (Probiotika, Säuerungsflora) eingeteilt werden.
Die nützlichen Bakterien erhalten den Darm gesund und sorgen für die Immunabwehr.
Schon Prof. Otto Warburg hat vor 70 Jahren darauf hingewiesen, dass durch einen gestörten Darmstoffwechsel die Entstehung und

Ausbreitung von Krebszellen begünstigt werden. Prof. Otto Warburg war zu seiner Zeit ein hoch angesehener Wissenschaftler, der 1931 als Nobelpreisträger bekannt wurde.

Der Darm wird durch die Ansiedelung von nützlichen Bakterien gesund gehalten. Diese sorgen für die Immunabwehr und bilden eine natürliche Schranke gegen die Ansiedlung und Vermehrung von unerwünschten Mikroorganismen wie z. B. Hefepilzen. Da jeder Bakterienstamm eigene Aufgaben im Darm übernimmt, ist es wichtig, dass möglichst viele verschiedene gesunde Keime vorhanden sind. Sie alle leben in einer gut aufeinander abgestimmten Symbiose und bilden die Voraussetzung für eine umfassende Gesundheit. So sind Bifidobakterien u. a. dafür zuständig, B-Vitamine, Folsäure, Biotin und rechtsdrehende Milchsäure zu produzieren.
Sind nicht genügend Bifidobakterien vorhanden, entwickelt sich ein Mangel an diesen wichtigen Nährstoffen.

Ist die Bakterienflora des Darms in einem gesunden Zustand, spricht man von einer *Eubiose*. Die meisten Menschen leiden heutzutage allerdings unter einer *Dysbiose*, einer Störung der natürlichen Lebensgemeinschaft von Mensch und Mikroorganismen.

Durch den heutigen Lebensstil, der geprägt ist durch viel Stress, denaturierte und zuckerreiche Ernährung, Umweltbelastungen, Abführmitteln, Nikotin, Alkohol und unkontrollierte Antibiotika- und Cortisonzufuhr nehmen die schädlichen Darmbakterien immer weiter zu. Ein Darm mit einer gesunden und ausgeglichenen Darmflora gehört bei Erwachsenen schon fast zur Ausnahme, und auch bei Kindern sind diese Entwicklungen immer häufiger zu beobachten. Die Folge ist das zunehmende Erlahmen des Immunsystems und ein vermehrtes Auftreten von Mykosen. Häufig entsteht die Dysbiose auch durch falsche Eßgewohnheiten wie zu üppige Mahlzeiten, zu fetthaltig oder in falscher Zusammensetzung, weil zu schwer

verdaubar.
Durch das Übergewicht der krankheitsfördernden Darmbakterien gelangt nicht mehr ausreichend Sauerstoff ins Gewebe. Schlackenstoffe und Abfallgifte werden nicht mehr abgebaut und stattdessen im Bindegewebe eingelagert. Dadurch kommt es zwangsläufig zur Selbstvergiftung des Körpers.
Die Folgen sind Müdigkeit, Rheuma, Schuppenflechte, Allergien, Entzündungen und viele andere, die oftmals leider nicht ursächlich untersucht werden.

Ist die Darmflora ins Ungleichgewicht (Dysbiose) gerutscht, ist es also wichtig, das Gleichgewicht zwischen den Bakterien der Säuerungsflora und der Fäulnisflora wieder herzustellen.
Bei einer Dysbiose ist sehr oft der Candida-Hefepilz anzutreffen. Dabei fehlen häufig die wichtigsten Milchsäurebakterien wie Laktobazillen und Bifidobakterien. Durch das ungesunde Darmmilieu kann die Nahrung nicht vollständig verdaut werden, sodass es schnell zu Fäulnis und Gärung kommt. Wer Blähungen hat, weiß ein Lied davon zu singen, wie unangenehm regelmäßige Gärungsprozesse im Darm sein können.
Je länger dieses krankhafte Darmmilieu vorliegt und unbehandelt bleibt, desto weiter eskaliert erfahrungsgemäß die Situation. Die unterhalb der Darmbakterien liegende Darmschleimhaut wird durchlässig, sodass unverdaute Nahrungsbestandteile in die Blutbahn geraten. Das Leaky Gut Syndrom (der durchlässige Darm) ist damit geschaffen und sorgt für viele Nahrungsmittelintoleranzen. Wird der Darm immer noch nicht richtig saniert, nehmen diese Unverträglichkeiten immer weiter zu, bis irgendwann kaum noch Lebensmittel vertragen werden und der Patient völlig verzweifelt.
Durch den Verzehr von unverträglichen Nahrungsmitteln wird die Darmflora immer noch stärker in Mitleidenschaft gezogen. Denn durch die nicht verträglichen Lebensmittel entstehen häufig Blähungen mit Fuselalkoholen und Fäulnisbakterien, die die ‚guten

Darmbakterien' verdrängen können.
Durch das sich hierdurch immer weiter verschlechternde Darmklima treten diese Symptome immer häufiger auf, und neue gesellen sich hinzu.

Warum eine Darmsanierung bei Divertikulitis?

Da bei Patienten mit Divertikulitis häufig eine gestörte Darmflora anzutreffen ist, beziehen ganzheitlich arbeitende Therapeuten eine Darmsanierung in das Behandlungskonzept mit ein.
Aus naturheilkundlicher Sicht soll eine Dysbiose der Darmflora sogar ursächlich an der Entstehung der Divertikulitis beteiligt sein. Sie gehen zudem davon aus, dass sich nicht nur die Divertikulitis aus einer Dysbiose heraus entwickeln kann, sondern auch Colitis ulcerosa, Morbus Crohn, Zöliakie bis hin zu Darmkrebs.
Mittlerweile gibt es zahlreiche Erfahrungsberichte von Patienten, die durch eine Darmsanierung ihre Divertikulitis deutlich verbessern und die Remissionen verlängern konnten. Auch auf schulmedizinischer Ebene gibt es erste Ansätze, durch die Sanierung der Darmflora die Behandlung von Divertikulitis erfolgreicher zu gestalten.

Um zu überprüfen, welche Bakterien vermindert sind oder welche schädlichen Mitbewohner Überhand genommen haben, sollte man den Zustand der Darmflora anhand einer Stuhlprobe in darauf spezialisierten Laboren untersuchen lassen. Wird hierdurch festgestellt, dass im Darm zu wenige gesundheitsfördernde Bakterien vorhanden sind (z. B. Laktobazillen und Bifidobakterien) und schädliche Darmbewohner wie z. B. Fäulnisbakterien, Candida und Parasiten Überhand genommen haben, ist die Zuführung entsprechender Bakterien wichtig.

Wofür ist eine intakte Darmflora gut?

Gesunde Darmbakterien unterstützen die Verdauung, indem sie die Darmtätigkeit und Darmbewegungen anregen, was zu einer besseren Assimilation der Nährstoffe führt. Davon profitiert auch die Darmschleimhaut, da sie wesentlich besser mit Nährstoffen versorgt wird.
Außerdem produziert die Darmflora Verdauungsenzyme, die nicht nur für die reibungslosen Verdauungsabläufe erforderlich sind, sondern die auch die Fäulnisbakterien in ihre Schranken weisen.
Bifidobakterien und Laktobacillus gelten als die wichtigsten Gegenspieler der Kolibakterien und sorgen dafür, dass die Darmflora im Gleichgewicht bleibt. Als ideal gilt ein Verhältnis von 85 % darmfreundliche Bakterien und 15 % Fäulnisbakterien. Aber auch im Dickdarm kann eine Fehlbesiedelung existieren, was allerdings von Therapeuten nicht immer berücksichtigt wird. Die Flora des Dickdarms besteht aus 10 verschiedenen Bakterienstämmen wie den Bakterien *Koli, proteus* und *faecalis.*

Die Darmflora gilt dann als gestört, wenn die Hauptbakteriengruppen vermindert sind, und die körperfremden Bakterienarten Überhand genommen haben. Diese schädlichen Kolibakterien bilden während ihres Fäulnisstoffwechsels zahlreiche Giftstoffe wie z. B. die Eiweißzersetzungsprodukte *Indikan* und *Skatol.* Sind diese im Darm vorhanden, gelten sie als deutliche Hinweise auf eine *Dysbakterie* und auf *Mykosen.* Für einen durchschlagenden Erfolg der Darmsanierung ist es maßgeblich, dass auch die unterhalb der Darmflora angesiedelte Darmschleimhaut therapiert wird. Meistens fehlen nämlich nicht nur die guten Darmbakterien, sondern die Darmschleimhaut ist durchlässig. Wird dieses als *Leaky Gut Syndrom* bezeichnete Beschwerdebild nicht in die Darmsanierung eingeschlossen, kann es sehr mühsam sein, die gesamte Darmflora erfolgreich zu behandeln.

Und noch ein guter Rat zum Schluss: Vermeiden Sie bei Verstopfung, regelmäßig Abführmittel einzunehmen. Sie führen damit nicht nur wichtige Mineralien und Nährstoffe aus, sondern fördern die Darmträgheit und fügen der Darmflora schwere Schäden zu. Dass Sie somit die Entstehung von erneuten Divertikeln begünstigen, ist selbsterklärend.

Wie können Sie Ihren Darm sanieren?

Durch die Ansiedelung nützlicher Bakterien wird der Darm zur Gesundung geführt. Denn diese sorgen für die Immunabwehr und bilden eine natürliche Schranke gegen die Ansiedlung und Vermehrung von unerwünschten Mikroorganismen wie beispielsweise Hefepilzen. Da jeder Bakterienstamm eigene Aufgaben im Darm übernimmt, ist es wichtig, dass möglichst viele verschiedene gesunde Keime vorhanden sind. Sie alle leben in einer gut aufeinander abgestimmten Symbiose und bilden die Voraussetzung für eine umfassende Gesundheit. Auch rechtsdrehende Milchsäure sorgt für ein besseres Darmmilieu. Besonders wenn der Stuhlgang zu alkalisch ist, sollte mithilfe der rechtsdrehenden Milchsäure die Darmflora ‚angesäuert' werden. Dies ist erforderlich, damit sich die gesunden Darmbakterien besser ansiedeln können und dem oft vorhandenen Candida-Hefepilz die Lebensgrundlage entzogen wird.

So bleibt Ihre Darmflora gesund und Ihre Verdauung in Schwung:

- Bewegen Sie sich täglich und möglichst an der frischen Luft.
- Meiden Sie Fast Food, Zucker, Alkohol und Weizenprodukte, und bevorzugen Sie Gemüse, Kartoffeln, Vollkornprodukte, saures Obst und Biofleisch.
- Verzichten Sie auf Lebensmittel, die Farbstoffe, Konservierungsstoffe, Emulgatoren und Aromen beinhalten.

- Ergänzen Sie Ihre Nahrung mit probiotischen und prebiotischen Lebensmitteln und Nahrungsergänzungsmitteln, die gesunde Darmbakterien beinhalten wie Laktobazillen und Bifidobakterien. Fragen Sie auch Ihren Arzt oder Apotheker.
- Verzichten Sie auf Nahrungsmittel, auf die Sie allergisch oder mit Intoleranzen reagieren.

Man ist das, was man verdaut

Vermeintlich gesunde Nahrung ist nur für denjenigen gesund, dessen Verdauungssystem diese auch verwerten, also vollständig aufspalten kann. Hat jemand beispielsweise eine Intoleranz auf Hefe, wäre es höchst fatal, ihm zu empfehlen, sich am besten von Brot und Brottrunk zu ernähren. Dies würde möglicherweise zu einer gesundheitlichen Katastrophe führen.

Genauso wäre es bei einer Fructoseintoleranz. Hier wäre es höchst fatal, ihm zu raten, sich am besten nur noch von Obst und Gemüse zu ernähren. In diesem Fall würde nämlich nur das genaue Gegenteil zu einer besseren Gesundheit verhelfen: eine drastische Einschränkung oder bei einer starken Ausprägung der Intoleranz sogar ein totaler Verzicht auf Obst und Gemüse.

Auch der gut gemeinte Rat, am besten Vollkornprodukte zu essen, kann für einen Betroffenen mit Fructoseintoleranz fatal ausgehen, weil diese in diesen Fällen sehr häufig unverträglich sind.
Aber so lange man nicht weiß, auf welche Nahrungsmittel man unverträglich reagiert, kommt die Suche oft einem mühsamen und jahrelangen Weg gleich. So ist es für viele Menschen mittlerweile ein großer Segen, dass es entsprechende Tests gibt, mit denen Nahrungsmittelintoleranzen aufgedeckt werden können.
Denn erst dann lebt man gesünder, wenn man die Lebensmittel verzehrt, die der eigene Organismus tatsächlich verwerten kann. Und

das schließt unbedingt den Verzicht von unverträglichen Nahrungsmitteln ein. Wird dies nicht berücksichtigt, steht das Immunsystem ständig in Alarmbereitschaft und wird permanent überstrapaziert. Erfahrungen und Studien, bei denen die als unverträglich bekannten Nahrungsmittel ausgelassen werden, zeigen deutlich, dass in den meisten Fällen durch eine individuell eingestellte Ernährung beachtliche gesundheitliche Fortschritte zu beobachten sind.
Für Betroffene einer Divertikulitis ist der Verzicht auf unverträgliche Lebensmittel besonders wichtig. Denn nur so wird der Darm geschont und nicht permanent mit neuen Reizen überflutet. Ausführliche Informationen lesen Sie in dem Kapitel *'Divertikulitis und Nahrungsmittelintoleranzen'*.

Ursachen und Risikofaktoren

Auch wenn die Ursachenforschung der Divertikulitis sicherlich als noch nicht abgeschlossen gelten kann, so sind mittlerweile bereits einige Auslöser für die Bildung von Divertikeln bekannt.
Es ist auffällig, dass in früheren Zeiten die Divertikulitis so gut wie gar nicht auftrat. Das kann zum einen sicher daran liegen, dass die Lebenserwartung der Menschen vor einigen Jahrzehnten noch viel geringer war, und sich diese Krankheit aufgrund des geringeren Alters erst gar nicht ausbilden konnte. Jedoch ist auch die Veränderung der Lebensgewohnheiten als mögliche Ursache in Betracht zu ziehen.

Fest steht jedenfalls, dass die Divertikulitis erstmalig in den USA zu Anfang des 19. Jahrhunderts beschrieben wurde. Dieser Zeitpunkt kennzeichnet auch den Zeitpunkt, zu dem industriell gefertigte Nahrungsmittel erstmals produziert und für die Allgemeinheit zugänglich gemacht wurden. Wissenschaftler sehen hier einen deutlichen Zusammenhang und vermuten als Ursache eine Ernährungsweise, die nicht über ausreichend Ballaststoffe verfügt. Für diesen Zusammenhang spricht auch die Tatsache, dass Vegetarier deutlich seltener Divertikel bekommen als Fleischesser.
Ballaststoffe beugen Verstopfungen vor. Verstopfungen belasten den Darm dadurch, dass sich die Darmmuskulatur zum Transport des harten Stuhls sehr anspannen muss. Dieser erhöhte Druck führt zu Schwachstellen in der Darmwand, aus denen sich dann später leicht Divertikel entwickeln. Entzünden sich diese Divertikel, entsteht das Krankheitsbild der Divertikulitis. Es ist aber bisher ungeklärt, warum sich diese Entzündungen entwickeln. Vermutet wird, dass sich Bakterien in den Divertikeln festsetzen und für diese Entzündung verantwortlich sind. Lesen Sie hierzu auch das Kapitel „*Verstopfung - viel mehr als ein lästiges Übel*“.

Ernährung

Die Ernährung spielt nach heutigem Wissensstand eine ganz wesentliche Rolle bei der Entstehung von Divertikulitis. In mehreren Studien konnte dieser Zusammenhang mittlerweile belegt werden. In einer Fall-Kontrollstudie im Jahr 1995 konnte Aldoori et al belegen, dass Personen mit einem hohen Fleischkonsum und wenigen Ballaststoffen im Unterschied zu Personen mit einer ballaststoffreicheren Ernährung ein 50-fach erhöhtes Risiko trugen, Divertikel zu bekommen.
Für die Annahme des großen Einflusses der Ernährung spricht auch der enorme Anstieg der Erkrankungen seit Einführung der industriell hergestellten Lebensmittel. Durch das Fast Food wird nämlich weitestgehend auf ballaststoffreiche Nahrungsmittel verzichtet. Neben der faserarmen Ernährung stellen auch der sehr intensive Konsum von rotem Fleisch und eine zu geringe Flüssigkeitszufuhr weitere begünstigende Faktoren auf die Krankheitsentstehung dar.

Bewegung

Als begünstigender Faktor für die Entstehung von Divertikeln zählt zweifelsohne körperliche Inaktivität. Durch zu wenig Bewegung läuft der Stoffwechsel auf Sparflamme und die Verdauung wird träge. Dadurch kommt es zu einer verlangsamten Darmausscheidung, einem längeren Verbleib der Nahrung im Darm und häufigen Verstopfungen.

Übergewicht

Die Entstehung von Divertikulose wird von immer mehr Ärzten auch als eine Folge der sich ausbreitenden Übergewichtigkeit der Bevölkerung gesehen. Dieser Zusammenhang wurde bereits mehrfach beobachtet und unter anderem 2006 von amerikanischen Ra-

diologen festgestellt, als diese während einer Studie beobachteten, dass über die Hälfte der Divertikulitis-Patienten jünger als 50 Jahre und übergewichtig waren.
Auch andere amerikanische Ärzte berichten immer häufiger über die enorme Zunahme von jüngeren Adipositas-Patienten, die an einer akuten Divertikulose erkranken, obwohl diese Erkrankung eigentlich erst im fortgeschrittenen Alter gehäuft auftritt.

Bindegewebsschwäche

Auch eine allgemeine Bindegewebsschwäche steht in Verdacht, mittels Darmträgheit und Verstopfung zu einer Divertikulitis zu führen. Durch Verstopfung entsteht schließlich ein hoher Druck auf die Darmwand, was die Bildung von Divertikeln begünstigt.

Eingeschränkte Durchblutung

Einige Forscher gehen davon aus, dass kleine Hindernisse im Darm den Blutfluss beeinträchtigen und infolgedessen die Schwäche der Darmwand entsteht.

Bedeutung der Darmwandstruktur

Dass die Beschaffenheit der Darmwandstruktur eine große Bedeutung für die Entstehung von Divertikulitis hat, kann auf Erkenntnisse zurückgeführt werden, die man bei dem *Marfan-Syndrom* und *Ehler-Danlos-Syndrom* gewonnen hat. Denn bei beiden Erkrankungen kommt es schon im jugendlichen Alter zur Entstehung von Divertikeln. Bei beiden Krankheiten handelt es sich um genetische Bindegewebserkrankungen, die zu einer erhöhten Elastizität der Haut führen.

Andere Grunderkrankungen

Bei dem Vorliegen bestimmter Grunderkrankungen wie Bindegewebserkrankungen und Zystennieren besteht ein deutlich erhöhtes Risiko, Divertikulitis zu bekommen.

Medikamenteneinnahme

Die Einnahme bestimmter Medikamente kann die Entstehung von Divertikelerkrankungen begünstigen. Zu den bisher bekanntesten Arzneimitteln gehören *Corticoide* und entzündungshemmende Schmerzmittel (NSAR).

Genetische Disposition

Die genetische Ausstattung scheint nach bisherigem Wissen einen wesentlichen Einfluss auf die Entstehung von Divertikulitis zu haben. Allerdings geht man davon aus, dass zusätzlich zu der genetischen Disposition zumindest ein weiterer Faktor wie beispielsweise die Ernährungsweise und Bewegungsmangel für die Krankheitsentstehung erforderlich ist.

Verdauungsschwäche als Ursache der Divertikulitis

Viele Menschen sind von ihr betroffen, und dennoch findet sie im medizinischen Alltag kaum statt – die Rede ist von einer Verdauungsschwäche, die auch als *Maldigestion* bezeichnet wird. Geht es nach naturheilkundlich ausgerichteten Therapeuten, so sind viele typische Zivilisationserkrankungen unserer Zeit auf eine zu schwache Verdauungsleistung zurückzuführen oder werden zumindest durch diese mitverursacht.

Auch die Divertikulitis kann durch eine geschwächte Verdauung verursacht werden, was leicht nachvollziehbar ist, wenn man den Vorgang der komplexen Nahrungsumwandlung in einzelne für den Körper verwertbare Bestandteile genauer betrachtet.

Wie bereits im Kapitel „*Die Verdauung*" beschrieben, ist der Verdauungsprozess äußerst kompliziert. Diverse Organe und Stoffwechselprozesse sind daran beteiligt, sodass bereits geringste Beeinträchtigungen spürbare Auswirkungen zur Folge haben. Diese machen sich in Form von vielschichtigen Verdauungsstörungen bemerkbar wie insbesondere durch Blähungen, Verstopfung, Bauchschmerzen und Durchfall.
Was viele Menschen nicht bedenken, ist die Tatsache, dass die Verdauung nicht erst im Bauch beginnt, sondern bereits im Mund. Sobald die Nahrung den Speichel im Mund erreicht, startet schon in diesem Moment die Zersetzung in kleinere Bestandteile. Wird hier oben im Mund bereits „geschludert", indem durch unzureichendes Kauen nicht genügend Enzyme gebildet werden, dann ist diese anfängliche Nachlässigkeit im nachfolgenden Verdauungsprozess nicht mehr ausreichend korrigierbar. Denn die anschließend tätigen Organe, wie beispielsweise die Galle und Bauchspeicheldrüse, haben andere Aufgaben und Möglichkeiten als der Speichel, den Nahrungsbrei aufzuspalten.

Die Folge ist, dass die Nahrung in einem unzureichend verdauten Zustand im Darm ankommt und hier für eine völlige Überforderung sorgt. Je nach Situation gerät der Darm in Alarmbereitschaft oder scheint völlig schockiert ob der Dinge, die ihn überfluten. Blähungen, Bauchschmerzen, Durchfall und andere Unpässlichkeiten sind das Ergebnis dieser Situation. Man kann sich leicht vorstellen, dass unzureichend verdaute Nahrung schon einen gesunden Darm schnell überfordert - wie soll es erst sein, wenn dieser durch eine Erkrankung wie der Divertikulitis sowieso schon stark strapaziert ist?

Wenn ein derartiges Ereignis gesunde Menschen ereilt, wundern diese sich über eine kurzzeitige Unpässlichkeit und können relativ schnell wieder zur normalen Tagesordnung übergehen. Anders jedoch ist es bei Menschen, die ohnehin schon unter häufigen Verdauungsproblemen zu leiden haben oder bei denen sich bereits ernsthafte Schädigungen des Verdauungstraktes manifestiert haben, wie es bei der Divertikulitis der Fall ist.
Regelmäßig unzureichend verarbeitete Nahrungsbestandteile bedeuten für den Darm eine große Bürde, die sich durch vielschichtige Probleme zeigt. Im Laufe der Zeit wird besonders die Darmflora hierdurch stark in Mitleidenschaft gezogen, indem der unzureichend verdaute Nahrungsbrei zu Gärungs- und Fäulnisprozessen führt. Dies wiederum hat negative Auswirkungen auf die Darmwände, sodass das Risiko weiterer Divertikelbildung deutlich zunimmt.

Somit ist es eine logische Konsequenz, dass bei einer Vermeidung neuer Divertikel unbedingt auch auf eine mögliche Verdauungsschwäche geachtet werden sollte. Mit zunehmendem Alter nimmt die Verdauungskraft stetig ab. Ein 50-Jähriger verfügt heutzutage nur noch über 1/3 der Verdauungskraft, die ein Jugendlicher aufweist. Dabei spielen nicht nur Enzyme eine entscheidende Rolle, sondern auch der Gallenfluss und die Magensäure. Letztere wird im Alter von 50 Jahren nur noch von jedem Zweiten in ausreichender Menge produziert, was für die Betroffenen gravierende Folgen im Verdauungsprozess mit sich bringt.

Fatalerweise wird ein möglicher Magensäuremangel von den Therapeuten meistens gar nicht in Erwägung gezogen. Noch viel zu unbekannt scheint dieser Sachverhalt zu sein, dass bei so vielen Erwachsenen zu wenig Magensäure vorhanden ist.
Insbesondere bei dem Verzehr von schwerverdaulicher Eiweißnahrung wie Fleisch, gerät der Verdauungsprozess durch die mangelnde Hydrochlorsäure in arge Bedrängnis, indem das Eiweiß unzureichend verdaut in den Darm gelangt.

Ob und in welcher Form eine Verdauungsschwäche vorliegt, lässt sich inzwischen durch spezielle Stuhldiagnostik herausfinden. Heilpraktiker und naturheilkundlich orientierte Therapeuten, die sich mit Verdauungsproblematiken und Darmsanierungen beschäftigen, können in der Regel entsprechende Laborparameter vorschlagen und anschließend die jeweiligen Therapien empfehlen.

Verstopfung - viel mehr als ein lästiges Übel

Verstopfung wird auch als *Obstipation* bezeichnet und ist eine der häufigsten Beschwerden des Magen-Darm-Bereichs. Sie liegt dann vor, wenn der Nahrungsbrei zu langsam durch den Darm befördert wird und dabei zu viel Wasser absorbiert wird. Dies hat zur Folge, dass der Stuhl trocken und hart wird, was die Entleerung des Darms deutlich erschwert.
Bei vielen Divertikulitis-Patienten geht die Verstopfung Hand in Hand, oftmals ist der unregelmäßige Stuhlgang sogar die Hauptursache für das Auftreten von Divertikeln. Um die Bildung von Divertikeln zu vermeiden, ist es entsprechend wichtig, die Verstopfung genauer zu betrachten, zu hinterfragen, warum sie überhaupt auftritt, wie man sie verhindern kann und welche Folgen zu erwarten sind, wenn man der Verstopfung nicht entgegenwirkt.

Im Allgemeinen wird Verstopfung eher als ein lästiges Übel und weniger als eine ernstzunehmende gesundheitliche Beeinträchtigung oder gar als krankhafter Zustand angesehen. Getreu dem Motto „*das hat fast jeder*" wird Verstopfung allzu oft bagatellisiert, obwohl sie bei vielen Betroffenen durchaus einen krankhaften Zustand ausmacht und sich allzu oft als chronisch manifestiert. Dabei gehört die chronische Stuhlverstopfung längst zu den häufigsten Zivilisationserkrankungen unserer Zeit und kann die Lebensqualität enorm beeinträchtigen.
Warum teilweise erschreckend „lasch" mit Verstopfungen umgegangen wird, hängt womöglich auch damit zusammen, dass bereits bei der Abgrenzung, was als Verstopfung einzuordnen ist und was nicht, ungenaue Definitionen bestehen und die Meinungen hier oft auseinander gehen. Sicher ist noch nicht von einer klassischen und behandlungsbedürftigen Verstopfung die Rede, wenn die Stuhlentleerung mal ein paar Tage ausbleibt. Dies kommt auch bei gesunden Menschen hin und wieder immer mal vor, sei es durch ungewohnte

Lebensumstände, veränderte Essgewohnheiten oder eine sehr stressige Phase.

Ernst zu nehmender ist es jedoch, wenn keine klaren Ursachen vorhanden sind oder wenn die unregelmäßigen Stuhlentleerungen über einen längeren Zeitraum hinweg andauern. Als Faustregel, ob eine Verstopfung vorliegt, gilt eine Darmentleerung von weniger als drei Stuhlgängen pro Woche. Die Meinungen hierzu sind allerdings nicht einheitlich, sodass viele Therapeuten eine dreimalige Entleerung pro Woche als völlig unzureichend betrachten und bereits diesen Zustand als Verstopfung bewerten.
Allerdings ist zu bedenken, dass die Stuhlhäufigkeit von Person zu Person variiert. Bei Menschen, die sich sehr ballaststoffreich ernähren, entleert sich der Darm meistens täglich. Nicht selten geschieht dies sogar zwei oder dreimal am Tag. Naturheilkundlich orientierte Therapeuten favorisieren eine derart rege Darmtätigkeit bei all ihren Patienten, besonders aber bei denen, die von darmassoziierten Erkrankungen, wie etwa der Divertikulitis, betroffen sind.

Zu unterscheiden ist bei der Verstopfung zwischen einem chronischen Zustand oder gelegentlichem oder kurzzeitigem Auftreten. Einige Umstände wie etwa Reisen, kurzfristige Änderungen der Lebensumstände und des Alltags sowie andere Essgewohnheiten sind vergleichsweise harmlose Ursachen für unregelmäßigere Darmentleerungen. Hier ist die Ursache meist ganz offensichtlich und nur von kurzer Dauer. Anders hingegen ist die Situation, wenn die Verstopfung einen chronischen Zustand annimmt und keine klare Ursache bekannt ist.
Darüber hinaus kann auch eine akute Verstopfung auftreten. Hier kommt es zu einem plötzlichen „Streik“ des Darms, dem eine relativ harmlose Ursache, aber genauso gut auch eine lebensbedrohliche Notfallsituation zugrundeliegen kann. Insbesondere betrifft dies einen Darmverschluss oder eine Darmlähmung, wo eine so-

fortige Diagnostik und Behandlung in einer Klinik erforderlich ist. Ganz besonders gilt dies, wenn die Verstopfung mit weiteren Symptomen einhergeht wie Erbrechen, Übelkeit, Blut im Stuhl und kolikähnlichen Bauchschmerzen.

Doch nicht nur, wenn eine Verstopfung plötzlich und ohne ersichtlichen Grund auftritt, ist ein Arztbesuch vonnöten, sondern auch wenn die Verstopfung immer öfter auftritt und sich zu chronifizieren scheint. Auch wenn bekannte Hausmittel und Abführmedikamente kurzfristig nicht den erhofften Erfolg erbringen, sollte dies ärztlich abgeklärt werden. Denn man sollte bedenken, dass eine Verstopfung eine Folge einer anderen Grunderkrankung sein kann, welche gegebenenfalls von einem Arzt abzuklären ist.
Dabei wird der Arzt insbesondere überprüfen, ob beispielsweise eine akute Darmerkrankung wie ein Darmverschluss oder eine Darmlähmung oder eine andere Erkrankung zugrundeliegt.

Abgesehen von akuten Notfall-Verstopfungen wird ein Therapeut eine mögliche chronische Obstipation immer im Kontext mit einer reduzierten Anzahl der Stuhlgänge betrachten, dies auch im Hinblick auf die bisher übliche Häufigkeit der Stuhlentleerung. Aber auch wenn die Stuhlhäufigkeit keine Auffälligkeit zeigt, kann eine Verstopfung vorliegen.
So gibt es neben der Anzahl der Stuhlentleerungen und der damit einhergehenden zu langen Verweildauer im Darm noch einige weitere Anzeichen, anhand derer festgestellt werden kann, ob eine Verstopfung vorliegt oder nicht. Hierfür ist es wichtig, dass der betroffene Patient entsprechende Anzeichen kennt und erkennt und diese seinem behandelnden Arzt mitteilt. Anhand der Informationen kann dieser feststellen, ob es sich um einen medizinisch behandlungsbedürftigen Zustand handelt.
Um dies beurteilen zu können, ist auch entscheidend, ob ein zu geringes Stuhlvolumen im Verhältnis der verzehrten Lebensmit-

telmenge vorhanden ist. Auch die Beschaffenheit ist von Bedeutung, denn eine Verstopfung ist zumeist auch durch einen zu harten Stuhl gekennzeichnet, mit dem es sehr mühsam ist, den Darm zu entleeren. Zwar gibt es auch bei der Stuhlkonsistenz individuelle Unterschiede, aber wenn die Stuhlgänge härter als zuvor sind, ist es sehr wahrscheinlich, dass dies in Zusammenhang mit einer Verstopfung steht.
Häufig zeigt sich auch ein schwieriges Absetzen des Stuhls, indem man sich abmühen muss, eine Darmentleerung beim Toilettengang herbeizuführen. Dabei kann der Darm nur durch starkes und mitunter auch schmerzhaftes Pressen entleert werden.

So kommt es nicht selten zu einem unbehaglichen Gefühl, dass man den Darm nur unvollständig entleert hat, und der Druck des Darms trotz des Toilettengangs weiterhin bestehen bleibt.
Dieses Unbehagen in der Darmgegend wird bei vielen Betroffenen von häufigen Blähungen begleitet, die sich durch unangenehme Erscheinungen wie ein aufgetriebener Bauch, unangenehm riechende Winde aber auch in Form von Schmerzen und Koliken zeigen, wenn die Blähungen festsitzen und die entstehenden Gase nicht weichen können.
Bei einer chronischen Verstopfung tritt hin und wieder Durchfall auf. Dieser ist jedoch nicht als „klassischer Durchfall" zu bewerten, wie er nach einer unverträglichen Mahlzeit oder bei einer Darminfektion auftritt, sondern es ist eher ein Ausweg, den sich die angestauten Fäkalien suchen, um die Verstopfung zu umgehen.
Grundsätzlich geht man von einer chronischen Verstopfung aus, wenn die unzureichenden Stuhlentleerungen mindestens über einen Zeitraum von drei Monaten andauern und zusätzlich weitere bereits erwähnte Voraussetzungen erfüllt sind wie etwa ein zu harter Stuhl, erforderliches Pressen beim Absetzen des Stuhls oder ein Gefühl der unvollständigen Darmentleerung.

Eine chronische Verstopfung beginnt meistens schleichend mit zunächst gelegentlicher Verstopfung, die anfangs gar nicht bewusst wahrgenommen wird und auch erst im Laufe der Zeit in einen chronischen Zustand übergeht. Aber auch wenn die Verstopfung bereits chronifiziert ist, machen sich viele Betroffene zunächst kaum Gedanken. Sie haben sich damit abgefunden, dass es mit der Verdauung irgendwie „klemmt“.
So empfinden sie es irgendwann nicht mehr als verwunderlich, dass sie häufig von Blähungen aufgesucht werden, dass der Unterbauch schmerzt oder sich Hämorrhoiden bilden.

Je größer das Unbehagen jedoch wird und es als störend empfunden wird, dass der Darm drückt, aber nicht ausreichend entleert werden kann, umso mehr greifen die betroffenen Personen zu abführenden Medikamenten. Im Laufe der Zeit werden immer öfter und immer höher dosierte Präparate benötigt, um das erwünschte Resultat der Darmentleerung noch erreichen zu können. Die Erleichterung über die jeweilige Darmentleerung mag zwar groß sein, aber längerfristig gesehen wird dies meistens spürbare Folgen mit sich bringen, die der gesamten Gesundheit abträglich sein können.

Ursachen von Verstopfung

Damit eine Verstopfung erfolgreich und dauerhaft beseitigt werden kann, sollte möglichst die jeweilige Ursache herausgefunden werden. Geschieht dies nicht, kann die Therapie nur symptomorientiert erfolgen. Dies mag zwar den Leidensdruck lindern, aber kann die Verstopfung kaum gänzlich und auf Dauer beseitigen.
Da die Ursachen einer Verstopfung sehr vielfältig sind, ist es für den behandelnden Therapeuten nicht immer einfach, den tatsächlichen Auslöser zu identifizieren. Zunächst wird er überprüfen, ob eventuell ein Flüssigkeitsmangel vorliegt oder ob sich die Ernährungsweise verstopfungsfördernd auswirkt, indem sie zu wenige Ballaststof-

fe enthält. Auch zu wenig Bewegung kann sich auf die Verdauung auswirken und zu Darmträgheit und Verstopfung führen.
Darüber hinaus können sich auch bestimmte Angewohnheiten negativ auf die Darmgesundheit auswirken. Wer ständig den Stuhlgang aufschiebt, erweist seinem Darm damit auf lange Sicht keinen Gefallen.

Nicht zu unterschätzen sind auch Stressfaktoren und andere psychische Umstände wie Traurigkeit, Depressionen und andere. Der Verdauungstrakt (speziell der Darm) und die Psyche hängen viel enger zusammen, als dies im Allgemeinen bedacht wird. Dabei kennt diese Situation eigentlich jeder, dass seine Verdauung in stressigen Situationen plötzlich aus den Fugen gerät, und man die nächste Toilette wegen Durchfalls nicht schnell genug erreichen kann oder dass genau das Gegenteil eintritt, indem etwas quer im Bauch zu liegen scheint und nicht den Weg hinaus findet.
Dabei zeigen schon althergebrachte Redewendungen, dass die Verdauung durch die Psyche beeinflussbar ist wie beispielsweise: „das ist mir auf den Magen geschlagen“ oder „mir dreht sich der Magen herum“.

In gelegentlichen Fällen kann auch ein mechanisches Hindernis die Ursache einer Verstopfung sein. Hier besteht die Möglichkeit, dass der Arzt diese manuell beseitigt oder einen Einlauf durchführt, sodass die Darmentleerung wieder ungestört erfolgen kann.
Wenn die bereits erwähnten eventuellen Ursachen nicht in Betracht kommen, wird der Arzt weitere Möglichkeiten hinterfragen. Hier wird ihn interessieren, ob bestimmte Medikamente eingenommen werden oder ob eventuell ein Reizdarm oder Störungen im Hormonhaushalt vorliegen.
Naturheilkundlich orientierte Therapeuten werden in der Regel überprüfen, ob die Darmflora intakt ist. Dabei werden sie anhand einer Stuhlprobe unter anderem überprüfen, ob die gesunden Darm-

bakterien in ausreichender Anzahl vorhanden sind und ob eine Hefepilzinfektion oder ein sogenanntes Leaky Gut-Syndrom vorliegt.

Bei vielen Personen mit Verstopfung bleibt die tatsächliche Ursache allerdings im Unklaren. Wenn keine organische Ursache zu finden ist, lautet die Diagnose *„funktionelle Obstipation“*. Erfahrungen zeigen, dass es gerade bei einer fehlenden Ursache häufig lohnt, naturheilkundliche Diagnosemöglichkeiten zu nutzen wie die oben erwähnte Überprüfung der Darmflora.
Heutzutage gibt es eine große Anzahl Heilpraktiker und naturheilkundlich ausgerichteter Ärzte, die sich ausgezeichnet mit dieser Thematik auskennen und durch eine Darmsanierung gute Erfolge bei Verstopfung und anderen darmassoziierten Erkrankungen erzielen.

Folgen der Verstopfung

Verstopfung ist in vielerlei Hinsicht ein Zustand, den man möglichst vermeiden sollte. Denn nicht nur die unangenehmen Umstände, die ein verstopfter Darm mit sich bringt wie etwa ein allgemeines Unwohlsein, Trommelbauch, Völlegefühl und die Quälerei bei jedem Toilettengang, den Darm nur mit starkem Pressen entleeren zu können sind wichtige Gründe, eine Verstopfung zu beseitigen. Auch die langfristigen Folgen für die gesamte Gesundheit sind hier wichtige Argumente.
Wenn man sich die möglichen Konsequenzen einer länger andauernden Verstopfung vergegenwärtigt, wird deutlich, dass es sich bei einer Obstipation um alles andere als eine harmlose Erscheinung und lästige Befindlichkeitsstörung handelt. Es zeigt auch, dass die Verstopfung im medizinischen Praxisalltag wesentlich mehr Aufmerksamkeit verdient hat, als sie in der Therapie erfährt.

Divertikulitis

Die Divertikulitis gilt als eine der häufigsten Folgen von chronischer Verstopfung. Dies wird darauf zurückgeführt, dass durch hartnäckige Verstopfungen ein immenser Druck auf die Darmwände entsteht und sich die Darmmuskulatur zum Transport des harten Stuhls sehr anspannen muss. Durch diesen erhöhten Druck kommt es zu Schwachstellen in der Darmwand, sodass das Risiko von Divertikelbildungen deutlich erhöht ist und dem Krankheitsbild Divertikulitis Tür und Tor geöffnet werden.

Hämorrhoiden und Analfissuren

Sehr oft kommt es aufgrund von Verstopfungen auch zu Hämorrhoiden, die insbesondere durch das starke Pressen beim Stuhlgang verursacht werden. Hierbei handelt es sich um schmerzhafte Schwellungen am Enddarm, die besonders im fortgeschrittenen Alter auftreten und häufig mit Divertikulitis einhergehen. Je weiter die Hämorrhoiden fortschreiten, umso mehr stülpen sie sich am Darmausgang nach außen und sind so mit dem bloßen Auge am After sichtbar. Die Darmentleerung wird durch die Ausstülpungen noch schwerer und schmerzhafter als sie ohnehin schon aufgrund der Verstopfung ist.

Ein häufig auftretendes Symptom der Hämorrhoiden ist Blut im Stuhl oder auf dem Toilettenpapier. Dies kann allerdings auch durch andere Auslöser entstehen wie beispielsweise Analfissuren. Diese sind auch eine häufige Folge von Verstopfung, wenn es durch den harten Stuhl zu einer Überdehnung des Schließmuskels kommt. Blut im Stuhl sollte immer sehr ernst genommen werden, denn es können sich auch andere, schwere Erkrankungen des Darms, wie etwa Mastdarmkrebs, dahinter verbergen. Somit sollte bei Blut im Stuhl unbedingt ein Arzt konsultiert werden.

Darmvorfall

Ein Darmvorfall wird auch als Rektalprolaps bezeichnet und wird durch starkes Pressen bei der Darmentleerung ausgelöst. Durch den enormen Druck kann ein Teil des Mastdarms am After nach außen gelangen. Meistens zieht er sich von allein wieder zurück, es kann aber auch erforderlich sein, mit den Fingern nachzuhelfen. Bei einem schwerwiegenden Darmvorfall ist sogar eine Operation unvermeidbar.

Selbstvergiftung des Körpers

Je länger eine Verstopfung andauert, umso mehr hat sie Einfluss auf die Bakterienflora des Darms. Wenn es nach den Erfahrungen naturheilkundlich orientierter Therapeuten geht, kann „das zu lange Verweilen des Kots im Darm“ zu bedeutsamen Veränderungen der Darmflora führen. Insbesondere ist dies der Fall, wenn die lange Verweildauer zu Gärungsprozessen und Fäulnisgasen führt.
Je nach Bakterien werden durch die Verstopfung giftige und für den Körper belastende Substanzen produziert wie beispielsweise Fuselalkohole, schwefelhaltige Verbindungen und Buttersäure. In diesem Moment zeigt sich die Verstopfung erneut als ein großes Hindernis, denn durch die Blockade des Kots können die im Darm produzierten Schadstoffe nicht so schnell entweichen wie es eigentlich erforderlich wäre.

Aufgrund der zu selten stattfindenden Stuhlentleerungen und damit nicht rechtzeitig erfolgenden Beseitigung der schädlichen Substanzen wird ein Teil hiervon wieder rückresorbiert. Indem der Körper nicht in der Lage ist, seine selbst produzierten Stoffwechselprodukte auszuscheiden, vergiftet er sich selbst. Dieser Vorgang wird auch als *Autointoxikation* bezeichnet und stellt eine große Belastung für die Leber, Bauchspeicheldrüse und Darmschleimhäute dar. Dies ist nachvollziehbar, wenn man weiß, dass die entstehenden Fuselalkohole für den Organismus wesentlich schädlicher sind als die Alkoholart, die wir von alkoholischen Getränken kennen.

Ob eine Selbstvergiftung des Körpers vorliegt, lässt sich unter anderem an dem pH-Wert des Darms erkennen. Liegt dieser Wert über 7, geht man von einer deutlichen Selbstvergiftung aus. Bei diesem pH-Wert ist davon auszugehen, dass eine große Menge Ammoniak produziert wird. Denn je basischer das Milieu im Darm ist, umso mehr nimmt die Ammoniakproduktion und damit die Leberbelastung zu.
Je länger die Selbstvergiftung andauert, umso mehr versinkt der Organismus im Laufe der Zeit in seiner eigenen „Mülldeponie“. Körperliche Beeinträchtigungen lassen dann nicht lange auf sich warten. Typische Symptome sind hier Müdigkeit, Benommenheit, Antriebslosigkeit, Kopfschmerzen, Konzentrationsstörungen, Schwindel und Glieder- und Muskelschmerzen. Auch Mundgeruch kann in diesem Zusammenhang auftreten, eine Folge von Verstopfung, die oftmals gar nicht in Betracht gezogen wird.

Noch weniger wird im medizinischen Alltag bedacht, dass auch ausgeprägte Krankheitsbilder durch ein krankhaftes Darmmilieu (mit-)verursacht werden können. Hierzu gehören nicht nur die Divertikulitis und Darmerkrankungen wie Morbus Crohn und Colitis ulcerosa, sondern auch Allergien, Polyarthritis und eine ausgeprägte Immunschwäche.
Abschließend zu diesem Kapitel sei noch darauf hingewiesen, dass sämtliche ungewöhnliche Veränderungen des Stuhlverhaltens einer ärztlichen Abklärung bedürfen, wenn diese sich nicht innerhalb von kurzer Zeit von allein wieder regulieren. Möglicherweise sind dann weitere Untersuchungsmethoden beim Gastroenterologen erforderlich, der als Facharzt auf Magen- und Darmerkrankungen spezialisiert ist.

Symptome

Bei dem Großteil (70 %) der Divertikelträger kommt es lebenslänglich zu keinen Symptomen oder Beschwerden.
Nur bei ca. 30 % treten diese auf.
Was einerseits erfreulich sein kann, wird andererseits möglicherweise gefährlich, weil die Entdeckung der Erkrankung vielfach zu spät erfolgt. Häufig verursachen Divertikel nämlich zunächst keine Beschwerden und bleiben völlig symptomfrei. Kommt es dann jedoch zu Entzündungen der zuvor nicht entdeckten Divertikel, so kann dies zu vielfältigen und mitunter gefährlichen und schmerzhaften Begleiterscheinungen führen.
Als typisches Leitsymptom gelten plötzlich auftretende krampfartige Schmerzen im linken unteren Bereich des Bauches. Seltener treten die Bauchschmerzen zuerst mild auf und steigern sich im Laufe von mehreren Tagen. Während es bei Betroffenen in den westlichen Industrieländern zu Bauchschmerzen in der linken Seite kommt, treten die Schmerzen bei afrikanischen und asiatischen Patienten meistens auf der rechten Seite auf.
Da die Bauchschmerzen in ihrer Art sehr denen einer Blinddarmentzündung entsprechen, wird das Beschwerdebild häufig auch als linksseitige Blinddarmentzündung bezeichnet. Einige der Symptome treten aufgrund von lokalen Verengungen auf, die durch Divertikel im Darm entstehen.

Bei akuten Beschwerden kommt es zu folgenden Symptomen:

- starke Bauchkrämpfe besonders auf der linken Seite
- Übelkeit
- Veränderungen der Verdauung in Form von Verstopfung, Durchfall oder dünner Stuhlgang
- Schüttelfrost
- Fieber

- Völlegefühl
- rektale Blutungen (selten)
- Blähungen (selten)
- Abszesse
- Fisteln
- Blut im Stuhl
- Schmerzen beim Wasserlassen
- Bauchfellentzündung

Je nach Ausprägung des akuten Schubes kann es also zu sehr ernsthaften Beschwerdebildern kommen. Um keine gefährlichen Komplikationen auftreten zu lassen, ist es wichtig, dass man sich schnellstmöglich in ärztliche Behandlung begibt.
Bei anhaltenden Symptomen sollte in jedem Fall ein Arzt aufgesucht werden. Typischerweise zeigt sich eine Divertikulitis durch dumpfe und nicht kolikartige Schmerzen zumeist im linken, mitunter auch im rechten Unterbauch. In einigen Fällen treten Fieber, Unregelmäßigkeiten im Stuhlgang, wie beispielsweise Verstopfung, Durchfall oder Blähungen, auf. Nicht immer, aber zumindest in einigen Fällen, kann der erkrankte Darm ertastet werden. Er tritt dann als schmerzhaft verdickte Walze im Bauch in Erscheinung. Gerade bei älteren Patienten kommt es mitunter zu Blutungen der Divertikel. Daher sind auch Blutspuren im Stuhl als mögliches Zeichen für Divertikel zu werten. Da Blut im Stuhl aber auch ein Zeichen für weitere Erkrankungen sein kann, ist ein Arztbesuch in diesem Fall unbedingt ratsam.

Komplikationen der Divertikulitis

Einerseits kann eine Diverkulitis sehr mild verlaufen und kaum Beschwerden mit sich bringen, andererseits kann sie aber auch zu sehr gefährlichen Komplikationen führen. Und zu Beschwerden kommt es meistens erst dann, wenn bereits Komplikationen auftreten. Die Gefährlichkeit dieser Komplikationen ist auch der Grund, warum man die Divertikulitis auf keinen Fall bagatellisieren darf und sich auch trotz möglicher momentaner Beschwerdefreiheit nicht in einer vermeintlichen Sicherheit wiegen sollte. Während es bei 70 % der Divertikelträger zu keinerlei Beschwerden kommt, treten bei den anderen 30 % Komplikationen in Form von Fisteln, Abszessen, Perforation, Stenosen, Blutungen und anderen Beschwerden auf.

Im schlimmsten Fall kann sich als Komplikation einer Divertikulitis sogar eine lebensbedrohliche Bauchfellentzündung entwickeln. Jede einzelne dieser Komplikationen bedarf einer ärztlichen Behandlung, da immer die Gefahr besteht, dass sich eine dieser Komplikationen in die Bauchhöhle ausdehnt und dann lebensbedrohlich wird. So ist in den meisten Fällen dieser Komplikationen ein Krankenhausaufenthalt unvermeidbar. Wenn eine Divertikulitis aufgrund von Bakterien entstanden ist, so hilft eine Gabe von Antibiotika oft sehr zuverlässig. Sollten sich die Symptome trotz der Antibiotika nicht bessern, kann sich bereits ein Abszess entwickelt haben. Durch verschiedene Risikofaktoren kann das Auftreten von schweren Krankheitsverläufen begünstigt werden. In erster Linie zählen hierzu eine faserarme Ernährung, zunehmendes Alter und Übergewicht insbesondere bei jungen Männern.

Stenose

Unter Stenosen versteht man Einengungen des Darms, die durch die Ausstülpungen entstehen, indem diese einen Darmabschnitt derart zusammendrücken, dass die Verdauung behindert wird. In Einzelfällen kann diese Engstelle so stark ausgeprägt sein, dass ein Darmverschluss droht.
Zunächst versucht der Darm jedoch, die Einengung zu überwinden und den Darminhalt trotz dieses Hindernisses zu befördern. Hierdurch kommt es zu einer gesteigerten Darmbewegung und zu Kontraktionen der Muskulatur, sodass krampfartige Bauchschmerzen auftreten können. Je weiter die Engstelle in ihrem Ausmaß zunimmt, desto mehr besteht jedoch die Gefahr, dass die Nahrungsreste nicht mehr über dieses Hindernis hinaus befördert werden können, und als Folge ein Darmverschluss entsteht.
Im Übrigen nimmt das Risiko einer narbigen Darmstenose mit dem Vorliegen einer chronischen Divertikulitis deutlich zu.

Abszess

Eine Divertikulitis kann zu Entzündungen führen, die aufgrund einer Bakterieninfektion in den Divertikeln entstehen. Wenn eine Entzündung mit Eiter gefüllt ist, spricht man von einem Abszess. Diese Entzündungen können mit Schwellungen und sogar Zerstörungen von Gewebe einhergehen. Wenn aufgrund der Divertikulitis ein Abszess vorliegt, kann dieser häufig im linken Bauchbereich ertastet werden. Bei sehr kleinen Abszessen, die zudem noch auf den Darm beschränkt sind, ist eine Antibiotikatherapie oft ausreichend. Meistens bildet sich die Entzündung durch diese Behandlung bereits nach wenigen Tagen zurück.
Größere Abszesse gehen hingegen häufig mit hohem Fieber einher und können sich in der Wand des Dickdarms ausbreiten. In der Regel können die Abszesse in dieser Größe nicht durch die alleinige

Verabreichung von Antibiotika zum Abklingen bewegt werden. In diesen Fällen müssen andere Therapieformen gefunden werden, die zu seiner Abheilung bzw. Entfernung führen. Im Normalfall wird der Abszess dann operativ entfernt.
Es gibt aber auch die Möglichkeit, mithilfe eines Katheters die Flüssigkeit des Abszesses aus dem Körper auszuleiten.
Ein Abszess muss immer zügig behandelt werden, weil ansonsten unkalkulierbare Folgeerkrankungen auftreten können. Gefürchtet ist dabei besonders das Übertreten der Eiterherde auf die benachbarten Organe wie beispielsweise in die Harnblase. Dies würde zu einem kothaltigen Urin führen. Auch ein Übergang des Eiters in die Blutbahn ist gefährlich, indem dieses eine Sepsis nach sich ziehen kann.

Darmverschluss

Einem Darmverschluss geht in der Regel die Entstehung einer Darmengstelle (Stenose) voraus. Wenn die Engstelle so weit gediehen ist, dass kein Transport des Darminhaltes mehr möglich ist, und der Darm somit komplett blockiert ist, kommt es zu einem gefährlichen Darmverschluss. Da dieser Zustand lebensbedrohlich werden kann, und die Durchgängigkeit des Darms gewährleistet werden muss, ist es erforderlich, dass schnellstmöglich ein operativer Eingriff als Notfall-Operation erfolgt. Verengungen des Darms entstehen auch, je öfter es zu Entzündungen der Darmschleimhaut kommt. Dies führt zu Veränderungen der Schleimhautstruktur, sodass häufig Narben entstehen, die Verengungen des Darmkanals mit sich bringen. Es besteht die Gefahr, dass diese Vernarbung schrumpft und so den Dickdarm teilweise oder gar vollständig verschließen kann. Ein normaler Stuhlgang ist dann nicht mehr möglich.
Kommt es nur zu einer Teilblockade des Darms, so ist zwar auch eine Operation erforderlich, aber diese kann zeitlich geplant werden und muss nicht als Notfall-Operation erfolgen.

Darmdurchbruch (Perforation)

Als die gefährlichste Komplikation der Divertikulitis gilt zweifelsohne ein Darmdurchbruch, der eine bedrohliche Bauchfellentzündung mit sich bringen kann.
Bei einer kompliziert verlaufenden Divertikulitis kommt es relativ häufig zu einem Darmdurchbruch. So wie Siewert et al 1995 feststellte, treten immerhin bei ca. 30 % der komplizierten Divertikulitis-Erkrankungen Perforationen auf. Das Risiko eines Darmdurchbruches wird durch Diabetes und die Einnahme bestimmter Medikamente begünstigt wie durch Immunsuppressionen, entzündungshemmende Schmerzmittel (NSAR), Opiate und Cortison.
Auch wenn die Entzündungen der Divertikel immer wieder auftreten, und dadurch die Darmwand in diesen Bereichen immer dünner wird, kann dies das Perforations-Risiko deutlich erhöhen.
Die Perforation wird auf die entzündeten Divertikel zurückgeführt, indem die Wand eines Divertikels aufplatzt. Als Folge entsteht ein Loch in der Darmwand, was in Fachkreisen als *Perforation des Divertikels* bezeichnet wird.

Solch ein Darmdurchbruch kann dazu führen, dass sich Eiter oder Bakterien in die Bauchhöhle erstrecken. Das wiederum zieht oft die Entstehung von Abszessen in der Bauchhöhle oder gar eine Bauchfellentzündung nach sich. Dabei ergießt sich der Darminhalt in die Bauchhöhle, was aufgrund des hohen Keimgehaltes des Darminhaltes innerhalb kurzer Zeit zu einem lebensbedrohlichen Zustand führen kann.
Ein Darmdurchbruch kündigt sich durch einen harten Bauch und starke nicht nachlassende Schmerzen an, die von Fieber begleitet werden. Wenn diese Symptome festgestellt werden, muss unbedingt sofort ein Krankenhaus aufgesucht werden.

Bauchfellentzündung

Entzündete Divertikel können zu einer Bauchfellentzündung führen. Diese kündigt sich meistens durch hohes Fieber, Übelkeit, Erbrechen und starke Bauchschmerzen an.
Ist dieser Zustand eingetreten, muss sofort gehandelt und operiert werden, da dieses Stadium lebensbedrohlich ist. Während dieses chirurgischen Eingriffs werden der Abszess und der entzündete Darmanteil entfernt und die gesamte Bauchhöhle gereinigt.

Blutung eines Divertikels

Eine Blutung eines Divertikels ist eine recht selten auftretende Komplikation. Solche Blutungen können sehr leicht sein und kommen in aller Regel allein wieder zum Stillstand; sie können aber auch sehr stark ausfallen und müssen dann unbedingt behandelt werden. Mediziner nehmen an, dass solche Blutungen entstehen, indem es zu Dehnungen und dem Zerreißen von Blutgefäßen innerhalb eines Divertikels kommt.
Eine Divertikelblutung ist meistens daran zu erkennen, dass im Stuhl Blutspuren vorhanden sind. Um die tatsächliche Ursache der Blutung festzustellen, wird häufig eine Koloskopie (Darmspiegelung) durchgeführt. Wenn die Blutung nicht zum Stillstand gebracht werden kann, wird ein operativer Eingriff erforderlich, um den betroffenen Dickdarmteil zu entfernen.
Die Entstehung von Divertikelblutungen wird durch die Einnahme bestimmter Medikamente begünstigt wie beispielsweise entzündungshemmende Schmerzmittel (NSAR) und Thrombozytenaggregationshemmer.

Rückenschmerzen

Ein sehr häufig durch Divertikulitis auftretendes aber dennoch vernachlässigtes Beschwerdebild sind Rückenschmerzen. Denn allzu oft werden die Rückenschmerzen nicht in Verbindung mit der Darmerkrankung gesehen. Dabei können die durch die Divertikulitis auftretenden Bauchschmerzen in den unteren Rücken ausstrahlen und somit zu Rückenschmerzen führen. Der Schmerz im Rücken fühlt sich bei jedem Betroffenen anders an. Während er bei dem einen Patienten stumpf wirkt, kommt es bei anderen zu scharfen oder spitzen Schmerzen. In Einzelfällen nimmt er eine chronische Form an. Auch andere Darmerkrankungen können übrigens zu Rückenschmerzen führen.

Fisteln

Auch Fisteln können als eine unliebsame Folgeerscheinung der Divertikulitis auftreten. Eine Fistel ist eine krankhafte röhrenförmige Verbindung zwischen zwei Organen bzw. einem Organ und dem umgebenden Gewebe. Sie kann auch als Verbindung zwischen zwei Darmschlingen entstehen.

Kommt entzündetes bzw. geschädigtes Gewebe in direkten Kontakt, sind oft Verklebungen die Folge der Infektion. Wenn das Gewebe auf diese Weise heilt, kann das Ergebnis eine Fistel sein. Dabei ist es möglich, dass die Entzündung auf ein anderes Organ überspringt. Sollte dies der Fall sein, können zwischen diesen Organen Verbindungsgänge entstehen.

Auch im Falle einer Divertikulitis können andere Organe auf diese Weise in Mitleidenschaft gezogen werden. Sehr häufig sind die Harnblase, der Dünndarm, die Scheide oder auch die Haut betroffen.

Die am häufigsten auftretende Fistelart kommt zwischen der Blase und dem Dickdarm vor. Diese Variante wird bei Männern häufiger festgestellt als bei Frauen und führt oft zu langwierigen und schweren Infektionen der Harnwege. In einem solchen Fall ist eine Operation unumgänglich, wobei die Fistel, als auch der geschädigte Bereich des Dickdarms entfernt werden. Die Behandlung der Fistel ist grundsätzlich immer eine Fall-zu-Fall- Entscheidung und hauptsächlich abhängig von der Lokalisation der Fistel. Während Fisteln in anderen Körperbereichen häufig mit Antibiotika behandelt werden, ist eine Darmfistel in vielen Fällen nur operativ zu behandeln.

Wann zum Arzt?

Für Patienten, die bereits ihre Divertikulitis-Diagnose erhalten haben, ist eine regelmäßige ärztliche Kontrolle wichtig. Denn die Ausstülpungen des Darms können immer wieder auftreten und sollten rechtzeitig behandelt werden.
Wenn Sie trotz der Reduzierung Ihrer Nahrungsmittel immer noch Beschwerden haben, die auf die Divertikulitis zurückzuführen sind, kontaktieren Sie Ihren Arzt. Dieser wird dann die Schwere des erneuten Schubes feststellen und gegebenenfalls Medikamente wie Antibiotika verschreiben und eine Ernährungsweise bestehend aus flüssiger Nahrung verordnen.
Sollten Sie schwerwiegende Beschwerden haben wie starke Bauchschmerzen, Fieber, Erbrechen, Schüttelfrost, Übelkeit, kontaktieren Sie Ihren Arzt schnellstmöglich. Auch wenn es zu einer Verstärkung der Bauchschmerzen kommt, sobald Sie sich bewegen, oder falls Blut in Ihrem Stuhl erscheint, sollten Sie umgehend Ihren Arzt aufsuchen.

Diagnose der Divertikulitis

Nicht jeder, der von Divertikeln betroffen ist, bemerkt diese auch. Wenn also keine Symptome vorliegen, ist es oft ein Zufallsbefund, wenn Divertikel überhaupt entdeckt werden. Häufig geschieht dies während einer routinemäßig durchgeführten Darmspiegelung. Aber auch bei Untersuchungen mithilfe von Kontrastmitteln, die aufgrund von anderen Erkrankungen des Verdauungstraktes durchgeführt werden, kommt es zu diesen Zufallsbefunden.

Grundsätzlich sind für die ärztliche Diagnose einer Divertikulitis die Krankengeschichte und die Symptome von entscheidender Bedeutung. Daher wird der Arzt Sie zunächst genauestens über diese Punkte befragen. Wichtige Informationen für Ihren Arzt sind Ihre Stuhlgewohnheiten, Ihre Beschwerden, gegebenenfalls auftretende Schmerzen, die Art Ihrer Ernährung und die Einnahme von Medikamenten.

Zusätzlich zu dieser Anamnese werden körperliche Untersuchungen und Labortests durchgeführt. Die körperliche Untersuchung umfasst ein Abtasten und Abhören des Bauches und eine Untersuchung des Enddarmes mit dem Finger. Durch diese Untersuchung können leicht Verengungen und Geschwülste im Bereich des Darms entdeckt werden.

Die Diagnostik wird fast immer mit Blut- und Stuhluntersuchungen ergänzt. Besonders das Blutbild kann wichtige Hinweise auf entzündliche Prozesse im Körper geben.

Welche apparatgestützte Diagnostik zum Einsatz kommt, hängt in erster Linie vom Beschwerdebild des Patienten ab und ob eventuell eine sofortige Notfalloperation notwendig ist. Liegt keine Notsituation vor, können die Untersuchungen in vielen Fällen ambulant erfolgen. Grundsätzlich existieren keine einheitlichen Richtlinien für die Reihenfolge der in Betracht kommenden Diagnostikverfahren.

Wenn aufgrund der durchgeführten Verfahren eine Operation angezeigt ist, werden oftmals noch weitere Untersuchungen erforderlich. Dazu zählt beispielsweise die Röntgenuntersuchung des Dickdarmes mit Hilfe von Kontrastmitteleinläufen oder eine Computertomographie.

Röntgenuntersuchung

Wird eine Röntgenuntersuchung mittels eines Kontratsmitteleinlaufes vorgenommen, wird der Darm mit einer Flüssigkeit (Kontrastmittel) gefüllt, die auf dem Röntgenbild sichtbar ist. Diese Flüssigkeit leitet der Arzt über einen Katheter durch den After in den Dickdarm. Das Kontrastmittel füllt auch die Ausstülpungen der Darmwand und macht diese so auf dem Röntgenbild sichtbar. Mithilfe eines Röntgenbildes lässt sich auch feststellen, ob ein Divertikel bereits durchbrochen ist.

Computertomographie

Eine Computertomographie ist eine spezielle Form der Röntgenaufnahme, bei der ein Querschnittsbild bzw. Röntgenschichtbilder des Körpers erzeugt werden.
Diese Art der Untersuchung ist vor allem dann sinnvoll, wenn abzuklären ist, ob bereits Komplikationen aufgetreten sind oder die Umgebung des Darms zum Beispiel durch Abszesse oder andere Entzündungsherde in Mitleidenschaft gezogen worden ist. Indem Bilder des Bauches angefertigt werden, können Rückschlüsse auf das Ausmaß der Entzündung gezogen werden. Dies ermöglicht meistens auch, dass andere Erkrankungen ausgeschlossen werden können. Liegt ein entzündetes Divertikel vor, so lässt sich dieses aufgrund verdickter Wände bei der Computertomographie anhand von Kontrastmitteln sichtbar machen.

Angiographie

Um blutende Divertikel zu lokalisieren, wird oft eine besondere Form der Röntgenuntersuchung eingesetzt, die so genannte Angiographie. Hinter dieser Bezeichnung verbirgt sich die Untersuchung von Blutgefäßen mittels Röntgenuntersuchung. Um die Blutbahnen auf dem Röntgenbild sichtbar zu machen, wird dem Patienten ein Kontrastmittel in die Blutbahn gespritzt.

Über einen Katheter wird das Kontrastmittel in eine Arterie eingegeben. Dabei wird über Hohlnadel ein Führungsdraht mit weicher Spitze in die Arterie eingeführt und bis zu der Stelle vorgeschoben, an der die „undichte Stelle" vermutet wird. Erst an dieser Stelle wird das Kontrastmittel in die Blutbahn gegeben.
Es folgen eine Reihe von Röntgenaufnahmen und die kontinuierliche Verfolgung des Kontrastmittels, so dass auf den Röntgenbildern sehr gut sichtbar wird, wo das Blutgefäß undicht ist. Wenn eine Operation oder gar eine Notoperation notwendig ist, kann diese Untersuchung genauen Aufschluss über die Lage des zu operierenden Divertikels geben. Daneben kann bei kleineren Verletzungen des Blutgefäßes noch während der Angiographie ein Medikament an die betroffene Stelle gebracht werden, das eine Verschließung des verletzten Blutgefäßes bewirkt.

Ultraschalluntersuchung

Dank der Weiterentwicklung der Ultraschalltechnik ist heutzutage auch eine Darstellung des Darms mittels einer Ultraschalluntersuchung möglich. So kann man in Einzelfällen auch durch Ultraschall Entzündungen in der Umgebung des Darms feststellen. Entzündete Divertikel sind dadurch erkennbar, dass ihre Wand verdickt ist.

Darmspiegelung

Auch die Dickdarmspiegelung, die so genannte Koloskopie, ist ein unverzichtbares Diagnosemittel. Voraussetzung für eine solche ist die gründliche vorherige Reinigung des Darmes. Nur ein komplett vom Stuhl gereinigter Darm kann gründlich ausgeleuchtet und untersucht werden.
Um Ihren Darm zu reinigen, können Sie entweder am Tag vor der Untersuchung ein Abführmittel einnehmen oder am Tag der Untersuchung eine so genannte Spüllösung trinken. Bei der Darmspiegelung selbst wird ein dünnes, biegsames und weiches Rohr in den Darm eingeführt.

An seiner Spitze befinden sich eine Lichtquelle, mit deren Hilfe der Darm ausgeleuchtet wird, sowie eine Lupe zur genauen Untersuchung des Gewebes. Während der Untersuchung wird vorsichtig Luft in den Darm geblasen, so dass sich die Darmwände dehnen und gut sichtbar sind. Die eigentliche Kontrolle erfolgt jedoch beim Zurückziehen der Sonde: Dabei lässt sich die komplette Darmschleimhaut auf einem Bildschirm betrachten. Bei einer akuten Divertikulitis sollte eine Darmspiegelung nicht erfolgen. In einem entzündeten Zustand ist die Darmwand nämlich besonders verletzlich, sodass das Risiko eines Darmdurchbruches durch diese Untersuchungsmethode deutlich erhöht ist.

Behandlung bei Divertikulose und Divertikulitis

Divertikulose

Wenn bekannt ist, dass Divertikel im Darm vorhanden sind, sollte vorrangiges Ziel sein, eine Entzündung dieser Ausstülpungen zu vermeiden. Da die Ernährung eine Schlüsselrolle für das Fortschreiten der Divertikulose darstellt, ist eine Ernährungsweise mit ballaststoffreichen Nahrungsmitteln angezeigt.
Eine Divertikulose hat keinen Krankheitswert an sich, sodass eine Therapie quasi nicht existiert. Dennoch sind weitere prophylaktische Maßnahmen sinnvoll, um die Entstehung weiterer oder die Entzündung bereits vorhandener Divertikel zu vermeiden. Lesen Sie hierzu das Kapitel ‚Vorbeugung erneuter Schübe'.

Behandlung bei akutem Divertikulitis-Schub

Ganz anders sieht es aus, wenn ein akuter Schub vorliegt und sich aus der vorhandenen Divertikulose eine Divertikulitis gebildet hat. Die Behandlung der Divertikulitis hängt in erster Linie vom Krankheitsverlauf ab und wird immer individuell festgelegt.
Ein akuter Divertikulitis-Schub ist häufig gekennzeichnet durch Beschwerden wie Erbrechen, Fieber, sowie einer hohen Anzahl von weißen Blutkörperchen. Während ein leicht verlaufender akuter Schub zu Hause behandelt werden kann, gehört ein schwerer Verlauf unbedingt sofort ins Krankenhaus. Denn zu groß ist das Risiko, dass kurzfristig Komplikationen wie ein Darmdurchbruch oder eine Bauchfellentzündung auftreten. Da die Gefahr von Komplikationen bei Patienten im Alter von unter 50 Jahren besonders hoch ist, benötigen diese häufig eine aggressivere Behandlungsform als ältere Personen.
Während eines akuten Schubes ist es wichtig, den Darm vor jeglicher weiteren Reizung zu schützen. Hauptsächlich geschieht dies

durch eine Anpassung der Ernährung, indem Nahrungsmittel gemieden werden müssen, die zu Darmreizungen führen oder die Darmbewegungen stimulieren können.
Allerdings kommt es während einer aktiven Phase häufig zu einer absoluten Nahrungskarenz. Über Infusionen wird der Patient dann mit den nötigen Nährstoffen versorgt.
Damit Sie während Ihres gesamten Genesungsprozesses ausreichende Mengen an Nährstoffen erhalten und bei Unsicherheiten eine fachliche Begleitung zur Verfügung haben, kann es sinnvoll sein, zusätzlich zu Ihrem behandelnden Arzt auch einen erfahrenen Ernährungsberater hinzuzuziehen.

Vermeidung von ballaststoffreichen Nahrungsmitteln

Wenn es darum geht, einen erneuten Schub zu verhindern, ist eine ballaststoffreiche Ernährungsweise sehr effektiv. Bei einem akuten Schub wirken diese Lebensmittel jedoch kontraproduktiv und sollten reduziert oder in schweren Fällen sogar komplett gemieden werden.
Durch eine faserreiche Ernährung wird der Darm nämlich in seiner Tätigkeit angeregt. Für die Ausheilung des Schubes ist es jedoch erforderlich, dass der Darm zur Ruhe kommt. Werden trotz des akuten Schubes ballaststoffreiche Nahrungsmittel konsumiert, kann dies zu einer Verschlechterung der Symptome führen.
Zu den zu vermeidenden Lebensmitteln gehören in erster Linie Obst und Gemüse, Nüsse, Samen, Vollkornprodukte, Nudeln und Müsli.
Wenn die Ernährung als sogenannte Schonkost erfolgen soll und aus leicht verdaulichen Nahrungsmitteln besteht, eignen sich beispielsweise weiches Weißbrot, faserarmes Fleisch, Fisch, Nudeln und geschälter Reis. Häufig wird diese Schonkost etwa vier Wochen lang durchgeführt.
Sobald sich die Symptome reduzieren und sich der gesamte Gesundheitszustand stabilisiert, kann ganz langsam eine ballaststof-

freiche Ernährung eingeführt werden. Lesen Sie dazu auch unser Buch „*Richtig Kochen bei Divertikulitis*“, erhältlich auf www.ersa-verlag.de oder im Buchhandel.

Ernährung mit Flüssignahrung

Wenn der Arzt Ihnen eine vorübergehende Ernährungsweise mit Flüssignahrung verordnet, wird das Trinken von kohlensäurefreiem Wasser die Basis bilden.
Darüber hinaus können Sie auch Obst- und Gemüsesäfte ohne Fruchtfleisch trinken. Falls noch kein Entsafter in Ihrem Haushalt vorhanden ist, sollten Sie spätestens anlässlich eines Divertikulitis-Schubes über eine Anschaffung nachdenken. Auch außerhalb der Schübe können Sie mit den selbst hergestellten Säften einen wertvollen Beitrag zu Ihrer Gesundheit leisten. Diese Säfte sind geschmacksmäßig und von ihren Inhalten her nicht mit den Fertigsäften im Supermarkt vergleichbar. Sie werden sich wirklich wundern, wie lecker diese Säfte Marke ‚Hausgemacht’ schmecken.
Ergänzend zu den Säften können Sie auch eine leckere Gemüsebrühe ohne feste Nahrungsbestandteile anrichten, damit Sie zwischendurch mal einen herzhafteren Geschmack erhalten. Auch Joghurt und verschiedene Teesorten sind gute Ergänzungen.
In der Regel wird die ausschließliche Ernährung mit Flüssigkeitsnahrungsmittel 2 bis 3 Tage lang durchgeführt. Da diese Ernährungsweise meistens zu einer Schwächung des Körpers führt, sollte sie nicht länger als unbedingt nötig erfolgen.

Vermeidung von fettreichen Lebensmitteln

Durch den Verzehr von fettreichen Nahrungsmitteln kann es zu Entzündungen und Reizungen der ohnehin schon angegriffenen Darmschleimhäute kommen. Daher sollten sie bei einem akuten Schub unbedingt gemieden werden.

Tierische Lebensmittel wie Schwein, Rind und Geflügel verfügen über einen hohen Gehalt an gesättigten Fetten. Auch Molkereiprodukte und Margarine sind reich an gesättigten Fettsäuren und gehärteten Fetten.
Essen Sie stattdessen bevorzugt Lebensmittel mit gesunden ungesättigten Fettsäuren wie Fisch, Oliven und pflanzliche Öle wie beispielsweise Leinöl und Arganöl.

Vermeidung von Zucker

Zucker führt während eines akuten Schubs zu zusätzlichen Entzündungen und Reizungen des Darms. Bedenken Sie, dass viele Lebensmittel reich an versteckten Zuckern sind wie beispielsweise Fertigsaucen, Ketchup, Fertiggerichte und viele Molkereiprodukte. Lesen Sie beim Einkauf unbedingt das Kleingedruckte, um die versteckten Zutaten ausfindig zu machen.
Bedenken Sie dabei, dass bei der Auflistung der Inhaltsstoffe nicht immer das Wort ‚Zucker' geschrieben steht, sondern abhängig von der Ursprungsquelle des verwendeten Zuckers viele alternative Bezeichnungen im Umlauf sind. Hierzu gehören unter anderem die Namen Traubenzucker, Fruchtzucker, Fructose, Saccharose, Honig, Maltodextrin oder Malzsirup.
Berücksichtigen Sie auch, dass der Fruchtzucker, der in Obst und einigen Gemüsesorten enthalten ist, während des Schubes ebenfalls gemieden werden sollte.

Medikamente

Besonders in der medikamentösen Behandlung sind in den vergangenen Jahren große Fortschritte gemacht worden.
Um den Entzündungsprozess zu behandeln und die Bakterien zu bekämpfen, wird während der akuten Phase Antibiotika verordnet. Meistens ist dies ein Breitband-Antibiotikum. Je nach Ausprä-

gung der Divertikulitis werden zusätzlich milde Abführmittel und krampflösende Präparate verabreicht. Vermehrt kommt es auch zum Einsatz von Aminosalicylaten und Probiotika. Verordnete Schmerzmittel sollen die Bauchkrämpfe im Bereich der Divertikel lindern.

Die chirurgische Behandlung und wann muss operiert werden?

Je jünger ein Divertikulitis-Patient ist, desto früher besteht erfahrungsgemäß der Bedarf an einer Operation. Allerdings sollte ein operativer Eingriff immer möglichen Komplikationen der Divertikulitis vorbehalten sein und erst dann zum Zuge kommen, wenn andere Behandlungsmöglichkeiten ausgeschöpft sind. Dennoch sollte eine Operation unter Anbetracht der Tatsache, dass die Komplikationen mitunter gefährliche Ausmaße annehmen können, nie zu lange hinausgezögert werden.
Allerdings gibt es keine eindeutigen Richtlinien bezüglich der nötigen Indikation und dem gewählten operativen Vorgehen. Dennoch sind sich Gastroenterologen weitestgehend darin einig, dass eine Divertikulose noch keine Indikation darstellt, um eine Operation durchzuführen.
Und obwohl viele Chirurgen noch immer der Meinung sind, dass ab dem zweiten Auftreten der Erkrankung eine Operation unbedingt notwendig sei, kann sie in vielen Fällen verhindert werden. Dies ist dann meistens der Fall, wenn die Divertikulitis zwar wiederholt auftritt, sie aber auf die Verabreichung von Antibiotika gut anspricht. Grundsätzlich ist eine stationäre Behandlung im Krankenhaus dann angezeigt, wenn starke Schmerzen oder Fieber auftreten. In vielen stationären Divertikulitis-Fällen ist eine Operation erforderlich. Heutzutage stellen Operationen bedingt durch Divertikulitis in den chirurgischen Abteilungen einen großen Patientenanteil dar.
Bei der operativen Entfernung handelt es sich meistens um Segmente des Dickdarms, wo sich Divertikel häufig im Sigma befin-

den. Es gibt aber auch einige andere Indikationen, bei denen eine Operation durchgeführt wird.
Liegt eine schwere Divertikulitis vor, die nicht auf eine medikamentöse Antibiotika-Behandlung anspricht, oder kommt es immer wieder zu entzündeten Divertikeln, muss in der Regel operiert werden.
Auch bei einem blutenden Divertikel, das nicht zum Stillstand gebracht werden kann, ist häufig ein operativer Eingriff erforderlich. Hierbei ist es wichtig, dass vorab geklärt wird, wo sich die Blutung genau befindet, um die Operation entsprechend durchführen zu können.

Bei Divertikulitis-Komplikationen wie einer klinisch relevanten Stenose, einem Darmdurchbruch oder einem Darmverschluss sind unbedingt Operationen erforderlich, häufig sogar als Notfall-Operation.
In Einzelfällen kann das Divertikel die angrenzende Harnblase in Mitleidenschaft ziehen. Hierdurch kann es zu schweren Infektionen kommen. Die Behandlung besteht in diesen Fällen fast immer aus einem operativen Eingriff.

Ziel einer Operation sollte es sein, das Divertikel zu beseitigen, um weitere Komplikationen der Divertikulitis zu vermeiden.
Wenn keine weiteren Komplikationen vorliegen, sieht der Operationsablauf in der Regel wie folgt aus:
Damit keine Keime aus den entzündeten Divertikeln in die Blutbahn gelangen können, versuchen einige Therapeuten, im Vorfeld der Operation über die herkömmliche Therapie ein Abklingen der Entzündung zu erreichen. Erst danach wird operiert.
Vor der Operation wird Ihr Darm gründlich gereinigt – das verringert das Risiko weiterer Komplikationen, die auftreten können, wenn Bakterien und Keime aus dem Dickdarm freigesetzt werden. Diese Darmreinigung erfolgt anhand von Abführmittel oder auch

Einläufen.
Um an den erkrankten Darmabschnitt zu gelangen, wurde bei bisherigen Operationen eine Öffnung der Bauchhöhle vorgenommen. Der dabei gesetzte Schnitt war 15 bis 25 Zentimeter lang und führte um den Bauchnabel herum bis hin zur Schambehaarung. Nach Entfernung des entzündeten Darmabschnittes wurden die verbleibenden Darmteile wieder verbunden. So konnte in aller Regel die Stuhlpassage wieder hergestellt werden, ohne dass ein künstlicher Darmausgang notwendig wurde.

Seit den 1990-er Jahren ist es auch möglich, den entzündeten Abschnitt des Darms zu operieren, ohne dass ein großer Schnitt quer über den Bauch nötig würde. Dabei werden im Rahmen einer Bauchspiegelung (*Laparaskopie*) mittels zusätzlicher medizinischer Instrumente nur ganz kleine Schnitte von wenigen Millimetern Größe an der Bauchwand angesetzt.
Trotz der laparoskopischen Operationstechnik ist ein kleiner Bauchschnitt erforderlich. Der operativ zu entfernende Teil des Darmes wird dann über einen 5 bis 6 Zentimeter langen Schnitt am Unterbauch entnommen. Bei dieser Form der Operation sind die Wundschmerzen nicht in dem Ausmaß vorhanden wie bei den vorherigen umfangreichen Operationsverfahren.
Zudem sind ein schneller Kostaufbau, eine frühzeitigere Mobilisierung und ein kürzerer Aufenthalt im Krankenhaus möglich. Dieses Vorgehen ist jedoch bei einer Notoperation nicht möglich. Auch bei geplatzten Divertikeln ist immer eine ‚offene Operation' erforderlich. Je nach Verfahren und vorliegender Komplikationen dauert die Operation zwischen 1,5 und 2,5 Stunden. Nach der Operation werden Sie erst wieder an feste Nahrung gewöhnt werden müssen. Ihr Magen, Darm und die für die Verdauung notwendigen Drüsen benötigen noch einige Zeit Ruhe, um ihre natürliche Funktion wieder aufnehmen zu können. Zudem ist eine Ruhigstellung des Darmes über 2 bis 3 Tage für die Heilung förderlich. In diesem Zeitraum

werden Sie über Infusionen ernährt, die aufgrund ihrer ausgewogenen Nährstoffbilanz einen vollen Umfang der Stoffwechselfunktionen garantieren.
Da auch trotz aller Vorsichtsmaßnahmen während der Operation Bakterien in die Bauchhöhle gelangen können, muss in den Tagen nach dem Eingriff auf eventuelle Hinweise einer Wundinfektion geachtet werden.
Für einen erfolgreichen Genesungsprozess ist es wichtig, dass Sie aktiv daran teilnehmen. Dazu gehört, dass Sie sich möglichst viel außerhalb Ihres Bettes aufhalten und sich bewegen. Damit sich keine Thrombose bildet, wird Ihr Arzt Kompressionsstrümpfe oder prophylaktische tägliche Spritzen verordnen.

An die Phase der Darmruhigstellung schließt sich eine Phase an, in der Sie einzig Schonkost zu sich nehmen. Normalerweise besteht diese aus Zwieback und Tee oder stillem Wasser. Wird diese Ernährung gut vertragen, kann Ihr Speiseplan weiter aufgebaut und durch klare Brühen und Suppen bereichert werden. Nach circa 5 Tagen ist es oft schon möglich, ausgewählte leichte Speisen und Getränke zu sich zu nehmen. Dazu zählen Tee, Haferschleim, Weißbrot mit Marmelade, Kartoffelbrei oder gedünstetes Gemüse. Nach etwa einer Woche bestehen im Normalfall keinerlei Einschränkungen mehr.
In der Regel kann man das Krankenhaus bei einem problemlosen Verlauf nach ca. 8 bis 10 Tagen wieder verlassen. Kommt es jedoch zu Komplikationen, so kann der Aufenthalt deutlich länger ausfallen.
Sind Sie schließlich nach Hause entlassen worden, sollten Sie die vom Arzt gegebenen Ernährungshinweise nicht außer Acht lassen. Besonders wichtig und hilfreich sind diese in den ersten sechs Wochen nach der Operation.
In jedem Fall sollten Sie blähende Speisen meiden. Dazu zählen Hülsenfrüchte, wie beispielsweise Bohnen und Erbsen, aber auch Zwiebeln, Paprika und noch einiges mehr. Auch rohes Obst kann

unter Umständen zu Blähungen führen.
Es mag paradox klingen, aber meiden Sie in diesen ersten Wochen Nahrungsmittel, die sehr reich an Ballaststoffen sind. So nützlich und empfehlenswert diese sonst für die Darmgesundheit sind, sie würden den Darm in dieser Zeit der Erholung unnötig belasten und den Heilungsprozess erschweren. Ihr Darm muss sich erst wieder erholen und an die neue Situation gewöhnen, bevor er wieder zu 100 % leistungsfähig ist.
Trinken Sie in jedem Fall viel. So beugen Sie Verstopfungen vor und sorgen für einen weichen Stuhl, der den Darm problemlos passieren kann.
Halten Sie diese Ernährung für ca. 6 bis 8 Wochen durch. Treten in dieser Zeit keine größeren Störungen oder Probleme auf, sollten Sie beginnen, sich wieder ballaststoffreicher zu ernähren. Auch in dieser Zeit sollten Sie in ausreichendem Maße trinken.
Gerade in dieser Phase, in der Sie wieder vermehrt Ballaststoffe zu sich nehmen, kann es aufgrund von zu geringer Flüssigkeitszufuhr schnell dazu kommen, dass der Stuhl zu fest wird. Das liegt daran, dass auch die Ballaststoffe Wasser an sich binden. Trinken Sie also nicht nur bei jeder Mahlzeit reichlich, sondern auch zwischendurch. So können Sie neuerliche Verstopfungen vermeiden.
Eine Schattenseite dieser, wie jeder anderen Operation auch, sind die potenziell möglichen Nebenwirkungen oder Komplikationen. Bei einer Divertikel-Operation kommt es in rund 1 % aller Fälle zu Komplikationen. Dies gilt jedoch nur für die „regulären" Operationen. Im Falle einer Notoperation ist das Risiko von Komplikationen deutlich höher.
Es können auch Komplikationen auftreten wie Verletzungen der Nachbarorgane, Blutungen, Nahtbruch oder auch Wundheilungsstörungen. Diese können sich darin äußern, dass die Wunde nach der Operation nur langsam und verzögert abheilt. Bei einem Nahtbruch kann es dazu kommen, dass die Verbindung der zusammengefügten Darmabschnitte nicht dauerhaft hält, und sich womöglich

ein Abszess bildet. Um einen Nahtbruch möglichst zu verhindern, sollte man in den nächsten 6 Wochen nach der Operation keine schweren Lasten tragen.
Da eine erfolgreiche Operation kein Garant dafür ist, dass sich zukünftig keine erneuten Divertikel bilden, sollten verschiedene Vorsorgemaßnahmen ergriffen werden. Lesen Sie hierzu das Kapitel ‚Vorbeugung erneuter Schübe'. Denn immerhin liegt das Risiko derzeit bei etwa 30 %, dass es nach einer Operation irgendwann zu einem weiteren Divertikulitisschub kommt.
Trotz dieses bekannten Risikos und auch obwohl nach der Operation immer Divertikelreste im Darm verbleiben, gelten die Patienten nach einer erfolgten Operation im medizinischen Sinne als geheilt.

Künstlicher Darmausgang

Mitunter können medizinische Indikationen für die zeitweilige Legung eines künstlichen Darmausganges sprechen. Dies geschieht bei einer ausgedehnten Bauchfellentzündung und häufig auch bei Notfall-Operationen.
In aller Regel kann dieser aber bereits nach wenigen Wochen durch eine erneute Operation wieder zurückverlegt werden. In einigen Fällen wird es dennoch nicht möglich sein, auf den künstlichen Darmausgang zu verzichten, sodass er dauerhaft bestehen bleiben muss.
Eine Darmoperation wirkt aufgrund mehrerer Faktoren auf die Betroffenen beängstigend. Natürlich ist da die Angst vor der Operation als solche. Aber da ist auch die Ungewissheit, wie das Leben nach der Operation aussehen wird. Dabei befürchten viele Patienten verständlicherweise einen künstlichen Darmausgang.
Allerdings ist der künstliche Darmausgang Dank moderner Operationstechniken heutzutage nicht mehr die zwangsläufige Konsequenz nach einer Darmoperation. Und bei der Beseitigung von Divertikeln gehört dieser zu den Ausnahmen.

Lässt die Operation trotzdem keine andere Alternative zum künstlichen Darmausgang zu, dann bleibt einem dieses unliebsame Konstrukt wohl nicht erspart. Trotz aller Befürchtungen und Unsicherheiten: Das Leben ist auch mit diesem ‚Beutel am Bauch' äußerst lebenswert. Es bedarf dabei allerdings einiger Umstellungen und Änderungen so mancher Gewohnheiten, aber wenn sich dadurch die insgesamte körperliche Verfassung verbessert, oder das Auftreten weiterer schwerwiegenden Komplikationen der Divertikulitis verhindert werden konnte, dürfte dieser künstliche Ausgang ein ‚akzeptabler Preis' sein.
Um einen künstlichen Darmausgang anzubringen, wird in der Bauchdecke eine kleine Öffnung eingerichtet. An dieser Stelle wird eine Basisplatte zur Befestigung eines Beutels angebracht, in dem die Ausscheidungen gesammelt werden.
Je nachdem, wie sehr man die Krankheitssituation, die erfolgte Operation und den künstlichen Darmausgang als eine psychische Belastung empfindet, mit der man nicht mehr aus eigener Kraft fertig zu werden glaubt, kann eine Unterstützung durch einen Psychotherapeuten hilfreich sein.

Ballaststoffreiche Ernährung

Zur Vorbeugung von entzündlichen Divertikeln empfehlen Mediziner eine gesunde Lebensführung mit ausreichend naturbelassenen Nahrungsmitteln, die dem Körper in ausreichender Menge Ballaststoffe liefern.
Aber was sind denn Ballaststoffe eigentlich?
Weitestgehend sind dies unverdauliche Nahrungsbestandteile, die überwiegend in pflanzlichen Nahrungsmitteln vorkommen. Im Dickdarm wird ein großer Anteil der Ballaststoffe fermentiert und somit für den Körper verwertbar gemacht. Die restlichen Ballaststoffe werden jedoch nicht umgewandelt und können dadurch nicht vom Körper aufgenommen werden. Dennoch sind diese Ballast-

stoffe für den Organismus sehr wichtig, indem sie Wasser an sich binden, den Stuhl somit weich machen und letztendlich die Stuhlpassage erleichtern. Außerdem werden durch diese Ballaststoffe Schadstoffe, Cholesterin, Gallensalze und Mineralstoffe gebunden und über den Stuhl aus dem Körper ausgeleitet.

Damit dieser Prozess vonstatten gehen kann, ist es wichtig, dass beim Verzehr von Ballaststoffen auch für eine ausreichende Versorgung mit Flüssigkeit gesorgt wird. Denn geschieht dies nicht, bewirken die Ballaststoffe genau das Gegenteil von dem, was man mit ihnen erreichen möchte: Der Nahrungsbrei verhärtet sich im Darm und kann zu Verstopfung führen.

Darüber hinaus sorgen Ballaststoffe im Darm für ein größeres Stuhlvolumen, eine schnellere Passage und häufigere Stuhlentleerung. Durch diese kürzere Stuhlpassagezeit wird der Druck im Darm gesenkt und die Darmtätigkeit insgesamt deutlich verbessert. Einer möglichen Verstopfung wird so in idealer Weise vorgebeugt.

Übergewichtige Patienten profitieren von Ballaststoffen, weil diese im Magen aufquellen und durch diese Volumenzunahme das Sättigungsgefühl verstärken. Der Körper sendet erst dann wieder Hungersignale aus, wenn es zu einem Absinken des Blutzuckerspiegels gekommen ist.

Und schließlich stellen Ballaststoffe einen wichtigen Nährboden für die Ernährung gesundheitsfördernder Darmbakterien dar. Somit leistet eine ballaststoffreiche Ernährung auch einen wichtigen Beitrag für eine gesunde Darmflora.

Sie sehen also, es gibt mehrere wichtige Gründe, warum eine ballaststoffreiche Ernährung immer so stark propagiert wird. Leider sieht die heutige moderne Ernährungsweise jedoch völlig konträr aus, indem faserarmes Fast Food, denaturierte Lebensmittel aus dem Supermarkt und viele Weißmehlprodukte und Süßigkeiten zum Alltag gehören. Wenn bisher auch Ihr Alltag so aussah, und Ihr Arzt aufgrund einer Divertikulitis dringend eine ballaststoffreiche Ernährung angeraten hat, bedeutet dies zweifelsohne eine riesige

Umstellung.
Wenn Sie nun eine Ernährungsumstellung planen, sollte diese schrittweise und langsam erfolgen. Denn Ihr Darm ist bisher nicht an die Verarbeitung dieser Lebensmittel gewöhnt und würde mit einer radikalen Umstellung überfordert. Verdauungsprobleme wie Bauchschmerzen und Blähungen wären dann möglicherweise die Folgen. Besonders wenn Ihre bisherige Ernährung aus sehr vielen zuckerhaltigen Lebensmitteln bestand, kommt es anfangs oftmals zu diesen Symptomen. Eine gute Möglichkeit zur Ernährungsumstellung bietet sich übrigens durch ein vorangehendes Fasten an. Durch einige Tage Nahrungsabstinenz (Heilfasten) oder Beschränkung auf ganz wenige Lebensmittel (beispielsweise bei der Mayr-Kur oder Schroth-Kur) fällt eine hieran anschließende Ernährungsumstellung häufig wesentlich leichter.

Ihre zukünftige Ernährung sollte dann mittelfristig das Ziel haben, eine tägliche Ballaststoffzufuhr von etwa 40g zu erreichen. Besonders reichhaltig an Ballaststoffen sind Kartoffeln, Gemüse, Obst, Salate, Hülsenfrüchte und Vollkorngetreide.
Bei den Ballaststoffen unterscheidet man zwischen wasserlöslichen und wasserunlöslichen. Während die wasserlöslichen (u. a. Dextrine, Pektin, Johannisbrotkernmehl) fast komplett im Darm abgebaut werden, geschieht dies bei den wasserunlöslichen (Cellulose) nur zu einem geringen Teil.

Stressreduzierung

‚*Mir ist das auf den Magen geschlagen*' ist ein typisches Sprichwort dafür, wenn sich Stress und Belastungen auf das Verdauungssystem auswirken. Auch dass manche Menschen in stressigen Phasen kaum einen Bissen hinunter bekommen und andere hingegen ins Stressessen verfallen und sich gar kein Sättigungsgefühl mehr einstellt, zeigt die starke Verbindung zwischen Stress und der Verdauung. Und es ist nun mal Fakt, dass bei den meisten Menschen Stress und Hektik zu Störungen des Magen-Darm-Bereichs führen.

Die Verdauung wird vielfach nur als lästiges Übel angesehen, und das Essen findet im Berufsalltag hektisch zwischen Tür und Angel statt, indem alles was schnell geht, gegessen wird und anschließend mit literweisem Kaffeekonsum garniert wird.
Wenn sich zwischendurch ein möglicher Stuhldrang ankündigt, wird dieser am liebsten unterdrückt, weil dieser ja grundsätzlich zum falschen Zeitpunkt in Erscheinung tritt. Immer wieder wird der anstehende Toilettengang verdrängt, weil er gerade ganz und gar nicht in den Zeitplan passt.
Und je öfter dies geschieht, desto mehr gewöhnt sich der Verdauungstrakt an diese Umstände. Meistens führt dies dazu, dass die Darmtätigkeit reduziert wird, und Verstopfungen nicht lange auf sich warten lassen. Bei einer Divertikulitis ist eine derartige Lebensführung ein gefährlicher Berater und sollte tunlichst vermieden werden.

Bei Divertikulitis ist es äußerst wichtig, Stress und Hektik zu reduzieren, für regelmäßigen Stuhlgang und Entspannungsphasen zu sorgen. Diese stressfreien Phasen unterstützen den Verdauungstrakt bei der Verarbeitung der Mahlzeiten und fördern einen regelmäßigen Stuhlgang. Wie Sie bereits ausführlich gelesen haben, sind insbesondere die regelmäßige Darmentleerung und eine zügige

Darmpassage der Nahrung wichtig, wenn man die Entstehung weiterer Divertikel vermeiden möchte.
Für regelmäßige Entspannung bieten sich verschiedene Methoden an, die von individuellen Vorlieben abhängig sind. Während bei einigen Personen das Hören von Entspannungsmusik für Stressabbau sorgt, können andere hingegen bei aktiven Entspannungsübungen besser abschalten.
Im Folgenden werden Ihnen einige Möglichkeiten vorgestellt, die zu einer Stressreduzierung beitragen.

Muskelrelaxation nach Jacobsen

Diese Entspannungstechnik versetzt den Anwender in die Lage, auch in sehr unruhigen Umgebungen und Situationen zu entspannen und ruhig zu bleiben. Das auch als ‚Progressive Muskelentspannung' oder ‚Tiefenmuskelentspannung' bezeichnete Verfahren, das vor mehr als 70 Jahren von dem aus Schweden in die USA emigrierten Arzt Edmund Jacobsen entwickelt worden ist, kann relativ leicht erlernt werden. Im Mittelpunkt der Muskelrelaxation steht das bewusste Empfinden systematischen An- und Entspannens von Muskeln und Muskelgruppen.

Wer in der Lage ist, den Unterschied zwischen muskulärer An- und Entspannung eindeutig wahrzunehmen, kann auch andere Spannungszustände im Körper leichter erkennen. Dies ist eine Voraussetzung für dieses Verfahren. Die meisten Menschen nehmen Verspannungen ihrer Muskulatur erst wahr, wenn sie Schmerzen haben. Diese kommen durch vieles Sitzen, langes Stehen, körperliches Arbeiten oder falsche hastige Bewegungen. Sie fühlen sich unwohl und gehetzt und sind sich nicht bewusst, dass sie selbst in der Freizeit nicht mehr richtig entspannen und loslassen können.
Körper und Seele stehen in enger Beziehung zueinander. Jacobsen geht davon aus, dass seelische Belastungen zu Muskelverspan-

nungen führen, die wiederum seelisches Unbehagen auslösen können.
Entspannen sich die Muskeln, fühlt man sich insgesamt entspannt. Man ist ausgeglichen und lockerer. Durch das Vorbeugen werden Verspannungen häufig schnell erkannt.

Das so genannte Basisprogramm wird in bequemer Rückenlage (weiche Unterlage) geübt. Grundvoraussetzung für den Übungserfolg ist eine entspannte Atmung, bei der allein die Absenkung und Hochwölbung des Zwerchfells für das Ein- und Ausströmen der Atemluft sorgt.
Das zeigt sich durch Heben und Senken der Bauchdecke. Meist beginnt man die Übungen mit den Füßen: Sie werden zur so genannten Zehenfaust angespannt, wobei die Zehen so weit wie möglich in Richtung Ferse gebeugt werden. Wenn möglich, sollte man die Muskeln immer so stark anspannen, dass sich ein Zittern bemerkbar macht. Anschließend werden Unterschenkel-, Oberschenkel-, Gesäß-, Bauch- und Beckenmuskeln angespannt.
Selbst die Gesichtsmuskeln bleiben nicht ausgespart. Die Spannung wird zwischen 2 und 4 Sekunden gehalten, dann abrupt gelöst. Nun schließt sich die wichtige Phase an, in der die Entspannung wahrgenommen wird. Dabei soll man sich intensiv auf das entsprechende Körperteil konzentrieren.

Mindestens 2 – 4 Wochen konsequentes Training sind erforderlich, um bereits nach wenigen Minuten den gewünschten Entspannungszustand zu erreichen. Bis zu einem Vierteljahr Trainingsdauer muss man einplanen, bis man in der Lage ist, in wenigen Augenblicken und an jedem beliebigen Ort in eine tiefe Entspannung zu sinken.
Die Faustregel lautet wie bei allen Entspannungsmethoden: regelmäßiges Üben ist wichtiger als langes Üben.
Entstehen Pausen von mehr als 4 Tagen, beginnt der Muskel zu vergessen, was er an Entspannungsfähigkeit erlernt hatte. Fortgeschrit-

tenen genügen 5 Minuten intensives Training alle 4 Tage, um ihren Muskeln die optimale Entspannungsbereitschaft zu erhalten.

Ordnungstherapie

Bei der Ordnungstherapie geht es darum, stressreduzierende Methoden in den Alltag einzubeziehen, um eine neue Lebensordnung herzustellen.
Die Ordnungstherapie ist keine Errungenschaft unserer Zeit, aber dennoch ist sie heute zweifelsohne von einer so hohen Bedeutung, dass sie in immer mehr Therapiekonzepte integriert wird. Hintergrund ist die heutige extreme Reizüberflutung, der jeder Mensch ausgesetzt ist. Stress findet an allen Fronten statt, nicht nur am Arbeitsplatz, in der Schule und zu Hause, sondern auch sehr viel in der Freizeit. Um wieder seine eigene Mitte zu finden, einen geordneten Schlaf-Wach-Rhythmus zu erzielen, werden die Patienten angehalten, wieder auf ihre innere Uhr zu hören. Neben einer ausgewogenen maßvollen Ernährung, sollen auch der Aufenthalt und die Bewegung an der frischen Luft gefördert werden.

Duftende Öle für's Wohlbefinden

Wer kennt es nicht: man fühlt sich automatisch wohler in einem duftigen Raum als in einem Zimmer mit abgestandener und womöglich verrauchter Luft. Mit angenehmen Düften lässt sich das Lebensgefühl ganz erheblich steigern, die Lust am Arbeiten nimmt zu, wenn es der Nase gut gefällt. Und dafür bieten sich viele verschiedene Möglichkeiten: Ob mit der Duftkerze, einer Aromaöllampe, mit Duftbäumchen oder mit Parfüm. Düfte beleben Geist und Körper und wirken unmittelbar auf unser Gefühl.
Die Anwendungen von ätherischen Ölen für das Wohlbefinden und die gesundheitliche Unterstützung sind keine neuen Erkenntnisse unserer Zeit, sondern schon die Ägypter haben ätherische Öle für

gesundheitliche Zwecke eingesetzt. Die heute als Aromatherapie bekannte Behandlungsmethode wurde in den 1920-er Jahren von dem französischen Chemiker Dr. Rene Gattefosse entdeckt.
Dabei war es ein Zufall, dass er sich mit ätherischen Ölen beschäftige. Durch einen Laborunfall verbrannte er sich mehrere Hautpartien, die er anschließend intuitiv mehrfach mit Lavendelöl einrieb. Die Heilung vollzog sich so überraschend schnell, dass er sich fortan mit den Wirkstoffen von ätherischen Ölen auseinandersetzte. Dabei widmete er sich besonders der Bergamotte-Essenz mit ihren antiseptischen Eigenschaften. Heute verwenden die professionellen Aromatherapieexperten ungefähr 80 verschiedene ätherische Öle. Zu den bekanntesten gehören Eukalyptus, Rosmarin, Lavendel, Zitrone, Thymian, Pfefferminz und Teebaumöl. Ätherische Öle sind Pflanzenextrakte, die einen sehr intensiven Geruch haben und leicht verdampfen.

Die Aromatherapie ist mittlerweile Bestandteil der Pflanzenheilkunde und wird von einigen ganzheitlich arbeitenden Therapeuten bei verschiedensten Befindlichkeitsstörungen eingesetzt. In Deutschland darf nur derjenige Aromatherapien durchführen, der die Erlaubnis zur Ausübung eines Heilberufes besitzt wie Ärzte und Heilpraktiker.
Wenn die ätherischen Öle in Arzneimitteln enthalten sind, unterliegen sie dem Arzneimittelrecht, ansonsten sind sie frei verkäuflich und rein rechtlich für Jedermann anwendbar. Eine Medikation gehört dennoch in die Hände von erfahrenen Therapeuten.
Meistens dient die Aromatherapie der Unterstützung anderer Therapieverfahren und wird nur in Einzelfällen als eigenständige Behandlung eingesetzt.
Die positiven Effekte von Düften haben vor einigen Jahren auch Verkaufsexperten für sich entdeckt, indem sie ganz unbemerkt Duftzerstäuber in ihren Verkaufsräumen aufstellten, um beim nichtsahnenden Kunden die Kauflaune zu verbessern.

Dabei geht es gar nicht nur um die bessere Laune und das gesteigerte Wohlbefinden - Düfte können viel mehr, besonders wenn es um ätherische Öle geht. Diese können bekanntermaßen unterstützend bei unterschiedlichsten Befindlichkeitsstörungen wirken.

Wählen Sie Ihren Duft je nach Stimmungslage aus. So ist es hilfreich, eine kleine Auswahl griffbereit zu Hause vorrätig zu haben wie z. B. Südfrüchte oder Lavendel, Orchidee, Vanille oder Rosenholz. Als besonders anregend und stimmungsaufhellend gelten Orange, Zitrone und Bergamotte. Beruhigend und entspannend wirken Rose und Lavendel.
Wenn Sie kein Duftöl zur Hand haben, hellen Sie Ihre Stimmung einfach mit Ihrem Lieblingsparfüm auf, oder schneiden Sie Ihre duftende Lieblingsrose aus dem Garten ab, und stellen Sie sie in eine Vase in Ihrem Wohnzimmer.

Eine preisgünstige, aber sehr effektive Methode zur Raumbeduftung ist das Beträufeln von kleinen Gips- oder Keramikplättchen. In Bastelgeschäften kann man diese Plättchen preisgünstig erwerben und unter verschiedenen Motiven auswählen. Die unterschiedlichen Motive sind hilfreich, um die verschiedenen Duftsorten auseinander zu halten. So können Sie das Mondplättchen z. B. mit Lavendel beträufeln, den Stern mit Rosmarin und so weiter.

Auch kleine Figuren aus Terracotta lassen sich mit den Ölen gut beträufeln und geben die Düfte gleichmäßig an die Raumluft ab. Geben Sie Ihren Lieblingsduft in eine Duftlampe oder als Badezusatz in Ihr Entspannungsbad. Wenn Sie die Düfte abends anwenden möchten, achten Sie darauf, dass sie nicht die anregenden Substanzen wählen, da Sie sonst möglicherweise Einschlafprobleme bekommen. Sie können die Aromaöle auch als Massageöle anwenden. Dabei wird das ätherische Öl im Verhältnis 1 Tropfen pro 2 ml Basisöl vermischt.

Wer es etwas technischer und professioneller mag, kann sich eine Raumbeduftungsanlage anschaffen, mit der das Duftöl per Zerstäuber an die Raumluft abgegeben wird.
Ätherische Öle können bei Allergikern zu unerwünschten Reaktionen führen. Hier ist eine Abstimmung mit dem Therapeuten ganz wichtig. Außerdem sollte jeder darauf achten, direkten Augenkontakt mit den ätherischen Ölen zu vermeiden. Besonders Pfefferminz- und Eukalyptusöle können die Schleimhäute und somit auch die Augen sehr reizen.
Es gibt Aromaöle natürlichen Ursprungs, aber nicht zuletzt aufgrund der stetig größer werdenden Nachfrage werden immer mehr synthetisch oder halb-synthetisch hergestellt.
Achten Sie beim Kauf Ihrer Duftöle auf gute Qualität, sparen Sie nicht am Preis, und verzichten Sie möglichst auf chemische Wohndüfte.

Farbtherapie

Das heutige Interesse an der Farbtherapie ist besonders dem indischen Arzt Dinshah P. Ghadiali (1873 – 1966) und dem deutschen Heilpraktiker Heinz Schiegl zu verdanken. Während der Inder Ghadiali das erste Farblicht-Therapiesystem der Welt entwickelte, veröffentlichte Heinz Schiegl 1979 sein bekanntes Buch ‚*Colortherapie*'. Damit wurden die Grundsteine für das zunehmende Interesse am Farbeneinsatz für medizinische Zwecke in der heutigen Zeit gelegt. Dabei gehört die Farbtherapie zu den ältesten bekannten Behandlungsmethoden, denn schon die Ägypter setzten Farben für die Steigerung des Wohlbefindens ein. Sie bauten so genannte Farbtempel, in denen sieben Räume in unterschiedlichen Farben ausgestattet waren. Je nachdem, welche Erkrankung geheilt werden sollte, wurden die Personen in den entsprechend farblich zugeordneten Tempelraum gebracht.
Farben haben einen viel größeren Einfluss auf unser Seelenleben

als es uns vielfach bewusst ist. Achten Sie mal darauf, welche Farben Ihre Lieblings-Kleidungsstücke haben. Hängen überwiegend schwarze, braune und dunkelgraue Pullover und Jacken in Ihrem Schrank?
Gerade an depressiven Tagen können genau diese Farben Ihre Seelenstimmung noch verschlimmern. Umgeben Sie sich stattdessen mit stimmungsaufhellenden Farben, die Ihnen Motivation und Kraft geben. Als die aktivierendste Farbe zählt Orange. Sie wird als Heilfarbe bei depressiven melancholischen Verstimmungen eingesetzt. In anderen Ländern werden die Häuser ganz bewusst mit vielen Farben ausgestattet. So bedeutet beispielsweise ein buntes Haus in Mexiko, dass der Besitzer voller Energie steckt.
Umgekehrt können Farben auch ganz gezielt zur Entspannung eingesetzt werden.
Die Wirkungsweise von Farben auf die menschliche Psyche und Organismus ist unbestritten, aber warum und wie sich Farben auf den menschlichen Organismus auswirken, wird seit einigen Jahren in Deutschland erforscht: ‚*In der Filderklinik (Filderstadt) und anderen anthroposophischen Einrichtungen wird seit 2003 im Rahmen eines Forschungsprojekts die Wirkung von farbigem Licht auf Patienten mit verschiedenen Erkrankungen untersucht.*' (Quelle: wikipedia).
In verschiedenen Farbspektren angewendet, kann Farblicht schnell zu einem spürbaren Energiespender werden. Je nachdem, welche Farbe eingesetzt wird, werden bestimmte Körpersysteme aktiviert.

Rot:
Rot ist die Farbe des Feuers, der Energie, Vitalität und Wärme. Mit Rot kann die Durchblutung angeregt und damit das allgemeine Wohlbefinden und das Energieniveau gesteigert werden.

Grün:
Grünes Licht strahlt Erholung und Regeneration aus und gilt als die

beruhigendste Farbe. Sie wird besonders bei ausgeprägten Stimmungsschwankungen eingesetzt.

Blau:
Als Farbe des Himmels und des Wassers gilt Blau als die kühlste Farbe. Sie hilft bei Stressabbau, verlangsamt die menschlichen Funktionen und hilft damit sehr gut bei Ungeduld.

Gelb:
Gelb ist die Farbe der Sonne und genauso wie mit ihr lässt sich mit gelben Farben Trübsinn und Melancholie vertreiben. Gelb motiviert, stimmt fröhlich und steigert die positive Lebenseinstellung.

Neben diesen vier Grundfarben gibt es noch viele weitere Farben, die ebenfalls Wirkungen auf den menschlichen Organismus haben wie z. B. Violett, Helltürkis, Orangerot und Helles Rose. Dieses sind die so genannten Übergangsfarben, die mit ihren Anteilen an größeren Dunkelanteilen nicht so stark belastend für die Augen sind wie die kalten Farben.
Die Anwendung von Farben sollte unbedingt nur in Abhängigkeit vom persönlichen Empfinden des Anwenders und unter Berücksichtigung von eventuellen Kontraindikationen erfolgen. Um grundsätzlich Nebenwirkungen oder Verschlimmerungen zu vermeiden, empfehlen Farbexperten für den privaten Gebrauch, sich auf nur zwei Arten von Licht zu beschränken: Violett mit hohem Blauanteil für die Beruhigung und Gelb bis Orange zur Anregung. Zusätzlich kann noch neutrales Tagesmischlicht für die normale oder winterliche Anwendung eingesetzt werden.

Meditation

Meditation ist eine sehr effektive Technik, wenn es darum geht, Stress aus dem Alltagsleben zu verarbeiten, der bewusst oder unterbewusst belastet und die Entspannung am Abend erschwert.
Bei Meditationsübungen geht es meist um die innere Konzentration auf die Atmung, ein Wort, Objekt oder das eigene Körperempfinden, um die Gedanken zu beruhigen und sich zu entspannen. Den meisten Menschen fällt es anfangs nicht ganz leicht, sich zu konzentrieren, oder sie kommen sich „komisch“ vor, wenn Sie beispielsweise minutenlang ein bestimmtes Wort wiederholen sollen. Doch Meditation ist wie ein „mentaler Muskel“. Das bedeutet, je öfter die Meditationstechniken praktiziert werden, desto leichter und selbstverständlicher wird das Meditieren. Hier kann es auch sehr hilfreich sein, eine Meditationsgruppe aufzusuchen, bei der man eine Anleitung durch einen Lehrer erhält. Für zuhause sind auch Meditations-CDs ein sehr geeignetes Hilfsmittel.

Divertikulitis und Nahrungsmittelintoleranzen

Viele Divertikulitis-Patienten müssen aufgrund ihrer Erkrankung erhebliche Veränderungen ihrer Ernährungsgewohnheiten in Kauf nehmen, um das Auftreten weiterer Divertikel zu verhindern. Dabei stellen sie im Laufe ihrer Erkrankung meistens durch eigenes Beobachten fest, dass ihnen bestimmte Nahrungsmittel Probleme bereiten.
Leider wird ihnen von ihren Therapeuten häufig nicht vermittelt, dass es sich hierbei um Nahrungsmittelintoleranzen handeln könnte. Denn dieses ist ein Thema, das erst ganz langsam in den niedergelassenen Praxen Berücksichtigung findet. Dabei könnte gerade die Abklärung eventuell vorliegender Nahrungsmittelintoleranzen häufig zu einer deutlichen Symptomverbesserung führen.

So wie die allgemeinen Symptome aufgrund der Divertikulitis unterschiedlich ausgeprägt auftreten, so machen sich auch die Nahrungsmittelunverträglichkeiten bei jedem Betroffenen anders bemerkbar. Diese äußern sich durch Beschwerden wie Juckreiz, Schweißausbrüche, Blähungen, Koliken, Ekzeme, Atemnot und diverse andere und treten meist zeitlich verzögert nach dem Verzehr von bestimmten Lebensmitteln auf. Viele dieser Beschwerden können auch durch die Divertikulitis auftreten, sodass es teilweise schwierig ist festzustellen, ob sie nun von der Divertikulitis herrühren oder durch unverträgliche Nahrungsmittel ausgelöst werden.
Werden trotz der Nahrungsmittelintoleranz die unverträglichen Nahrungsmittel ständig weiter konsumiert, wird der Darm unnötig belastet. Es kann zu gravierenden Verdauungsproblemen in Form von Durchfällen, Verstopfungen und Blähungen kommen, aber gerade bei einer Divertikulitis sollte genau dies vermieden werden. Aus diesem Grund wird in diesem Kapitel so umfangreich auf dieses Thema eingegangen. Denn um die Entstehung weiterer Divertikel zu vermeiden und den Darm nicht zusätzlich zu belasten,,

gehört die Berücksichtigung möglicher Nahrungsmittelunverträglichkeiten aus ganzheitlicher Betrachtung unbedingt mit in das Behandlungskonzept.

Was sind Nahrungsmittelintoleranzen?

Sie sind sehr oft die Ursache für ungeklärte, langjährige Gesundheitsstörungen. Experten gehen mittlerweile davon aus, dass mindestens 40 % der Bevölkerung von Nahrungsmittelintoleranzen betroffen sind. (Quelle: British Allergy Foundation). In den USA wird die Diagnostik von Nahrungsmittelallergien und – intoleranzen bereits seit den 60-er Jahren intensiv betrieben. Dort geht man aufgrund der langjährigen Erfahrungen davon aus, dass sogar 50 % der Bevölkerung mit Intoleranzen und Allergien auf Lebensmittel reagieren.

Das Fatale ist, dass es zumindest in Deutschland nur die wenigsten Betroffenen wissen und oft viele Jahre lang unter unerklärlichen Beschwerden leiden, für die einfach keine Ursache zu finden ist. Jahrelange Ärzteodysseen sind dabei keine Seltenheit. So hat die bekannte Ernährungsberaterin und Autorin Liz Tucker des Buches ‚*Wenn du ja sagen willst, aber dein Körper nein sagt*', festgestellt, dass einer der relevantesten Hinweise auf eine Nahrungsmittelintoleranz ein chronischer Zustand sein kann, der behandlungsresistent zu sein scheint. Besonders der nicht mehr übersehbare Anstieg der chronischen Erkrankungen bedarf mehr Ursachen- als Symptomforschung. Für Divertikulitis gilt dies in ganz besonderem Maße. Meistens werden die Symptome mit verschiedensten Mitteln gelindert, aber meist nur für eine gewisse Zeitdauer und fast nie gehen sie ganz. Anstatt die Ursache für die Beschwerden zu suchen, wird an den Symptomen herumlaboriert. Dabei könnten gerade Untersuchungen auf Nahrungsmittelintoleranzen bei vielen Betroffenen eine deutliche Steigerung der Lebensqualität bedeuten.

Experten gehen davon aus, dass Nahrungsmittelintoleranzen mit über 100 Symptomen in Verbindung stehen. Diese können jeden Bereich des Körpers betreffen und ganz unterschiedliche Beschwerden verursachen wie z. B. Blasenentzündung, Endometriose, Darmkoliken, chronische oder bleierne Müdigkeit oder Depressionen. Die Symptome treten zeitverzögerter auf als bei Allergien, bei denen sich Sofortreaktionen zeigen.

Man unterscheidet zwischen Pseudoallergien und enzymbedingten Nahrungsmittelintoleranzen (Enzymopathien). Häufig werden diese Begriffe nicht deutlich abgegrenzt, sodass die enzymbedingten Intoleranzen oft zwar als Pseudoallergien (siehe Kapitel Pseudoallergien) bezeichnet werden, aber eigentlich zu den Enzymopathien gehören.
Die enzymbedingten Intoleranzen kommen am häufigsten vor. Zu ihnen zählen die Laktose-, Fructose-, Histamin-, Saccharose-, Sorbit-, und Galactose-Intoleranz. Ursache dieser Intoleranzen ist jeweils ein Enzymmangel oder Enzymdefekt. Durch das Fehlen der jeweiligen Enzyme ist es für die Betroffenen nicht möglich, bestimmte Nahrungsbestandteile zu verdauen.

Schätzungen gehen davon aus, dass etwa zwei Prozent der Bevölkerung eine Histaminintoleranz haben, fünfzehn Prozent leiden an einer Laktoseintoleranz und zwanzig bis dreißig Prozent an einer Fructoseintoleranz.
Wenn man von diesen Zahlen ausgeht, scheinen Nahrungsmittelintoleranzen zu den Volkskrankheiten zu gehören, die auf dem Vormarsch sind. Und sie stehen häufig in einem Zusammenhang mit chronisch entzündlichen Darmerkrankungen. Dabei vermuten Fachleute, dass die Dunkelziffer derzeit noch sehr hoch ist, weil bei vielen Betroffenen die Intoleranz aus Unwissenheit nicht untersucht wird. Das heißt nicht, dass es den betroffenen Personen gut geht, und sie sich gesund fühlen. Es bedeutet vielmehr, dass sie sich

oft sehr quälen, sie in ihrer Lebensqualität deutlich eingeschränkt sind, und sie in ihrer Verzweiflung von einem Therapeuten zum nächsten fahren.
Die klinischen Symptome von Nahrungsmittelintoleranzen sind häufig den Nahrungsmittelallergien zum Verwechseln ähnlich, sodass es anfangs sehr aufwendig ist, herauszufinden, welche der beiden Erkrankungen tatsächlich vorliegt.

Die Symptome äußern sich in beiden Fällen mit identischen Beschwerden wie Verdauungsproblemen, Müdigkeit, Atembeschwerden, Hautausschlägen und vielen mehr (siehe Kapitel ‚Symptome'). Und da einige dieser Beschwerden auch in Verbindung mit Divertikulitis auftreten, wird keine weitere Ursachenforschung hinsichtlich unverträglicher Nahrungsmittel unternommen.
Die Diagnose von Allergien ist wesentlich einfacher zu stellen als die von Unverträglichkeiten, denn bei Nahrungsmittelallergien liegt ein immunologischer Mechanismus zugrunde. Der Organismus bildet Antikörper gegen die allergieauslösenden Stoffe, und es findet eine Sensibilisierung statt.

Bei Intoleranzen hingegen ist dies nicht der Fall, aber es werden ohne Beteiligung der Antikörper ebenfalls Botenstoffe freigesetzt. Und diese verursachen schließlich die gleichen Beschwerden wie die Antikörper bei klassischen Allergien. Nahrungsmittelintoleranzen werden auch als *nicht-immunologisch bedingte Nahrungsmittelunverträglichkeiten* bezeichnet.
Aufgrund der fehlenden Antikörper bei Intoleranzen fallen sämtliche klassische Allergietests beim Vorhandensein von Intoleranzen unauffällig aus: der Spiegel des Antikörpers IgE im Blut ist nicht erhöht, und auch bei Hauttests (z. B. Pricktests) treten keine Reaktionen auf. Diese Tests sind Standarduntersuchungen, die bei Allergien mit Sofortreaktionen sinnvoll eingesetzt werden, aber bei Intoleranzen keinerlei Aussagekraft besitzen.

Das alles bedeutet allerdings nicht, dass Personen mit Intoleranzen weniger krank sind als die Allergiker. Häufig geht es ihnen sogar noch deutlich schlechter, weil die Diagnosen nicht gestellt werden und sie somit wesentlich längere Leidenswege durchlaufen. So sind es keine Einzelfälle, dass die Betroffenen mitunter jahrelang „herumdoktern“ und nicht wissen, welche Ursachen für ihre Beschwerden verantwortlich sind.
Bei Intoleranzen gibt es erst seit wenigen Jahren Testmöglichkeiten, um die einzelnen Unverträglichkeiten herauszufinden. Dass diese Untersuchungen bei niedergelassenen Therapeuten nicht eingesetzt werden, liegt anscheinend an der großen Unkenntnis zu dieser Thematik. Dies jedenfalls zeigen viele Erfahrungen von Betroffenen.

So kommt es leider sehr oft vor, dass Therapeuten zwar auf Allergien hin untersuchen, aber nicht auf Intoleranzen. Bei einem negativen Allergietestergebnis wird dann leider sehr oft der fatale Trugschluss gezogen, dass der Patient doch mehr ein Hypochonder sei oder alle Symptome psychische Ursachen hätten. Dabei sollte insbesondere bei unspezifischen Magen- und Darmbeschwerden an Nahrungsmittelintoleranzen gedacht werden.
So wie Allergiker häufig unter mehreren Allergien leiden, so sind auch Personen mit Unverträglichkeitsreaktionen sehr oft von mehreren der vier Nahrungsmittelintoleranzen betroffen. Sehr häufig ist die Kombination Laktose- und Fruktoseintoleranz anzutreffen.
Man geht davon aus, dass 75 Prozent der Personen mit einer Laktoseintoleranz auch Unverträglichkeiten gegenüber Fructose haben. Aber auch die Kombinationen Fructose- und Histamintoleranz oder Laktose- und Histaminintoleranz sind keine Seltenheit. Und dann gibt es noch einige Menschen, die gleichzeitig alle drei oder vier Intoleranzen haben und völlig verzweifeln, weil sie kaum noch wissen, was sie essen können. Nicht nur, dass es dann sehr schwierig ist, noch einen schmackhaften Speiseplan aufzustellen, vielmehr besteht die Gefahr, dass der Körper nicht mehr ausreichend mit den

lebensnotwendigen Nährstoffen versorgt werden kann und gesundheitliche Folgeschäden entstehen.
In diesen Fällen ist dringend eine professionelle Unterstützung erforderlich. Gut geschulte Ernährungsberater und eine gezielte Unterstützung durch Therapeuten sind hier eine wesentliche Grundlage für die Genesung. Laktose (Milchzucker), Fructose (Fruchtzucker), Histamin und Gluten sind in so vielen Lebensmitteln enthalten, dass man als Laie mit den einzuhaltenden Diät-Vorschriften schnell überfordert ist. Ein weiteres Problem einer Kombination mehrerer Intoleranzen besteht darin, dass sich die entstehenden Symptome meistens sehr verstärken.

Obwohl Intoleranzen auf Histamin, Fructose und Gluten wesentlich häufiger vorkommen als eine Laktoseintoleranz, werden sie viel seltener diagnostiziert. Für diese Diagnostik sind entsprechende Tests erforderlich. Fructoseintoleranz wird mit einem H2-Atemtest festgestellt, Histamin- und Glutenintoleranzen können anhand spezifischer Blutuntersuchungen diagnostiziert werden.

Die häufigsten Verdauungsprobleme, die aufgrund eines Enzymmangels entstehen, sind:

Laktoseintoleranz
Laktose ist ein natürlicher Zucker, der in Milch von Säugetieren vorkommt. Dieser so genannte Milchzucker wird von dem Enzym Laktase verdaut. Wenn zuwenig Laktase vorhanden ist, kann eine Laktoseintoleranz entstehen.
Bei Kindern unter 2 Jahren wird die meiste Laktase gebildet, aber auch die meisten Europäer im Erwachsenenalter mit weißer Hautfarbe produzieren in der Regel ausreichende Mengen an Laktase. In anderen ethnischen Gruppen kommt Laktoseintoleranz viel häufiger vor. Man geht davon aus, dass ungefähr 75 % der Afrikaner mit dunkler Hautfarbe und 90 % der Asiaten von einem Laktase-

mangel betroffen sind. Zu den Betroffenen, denen ihre Laktoseintoleranz bereits bekannt ist, kommen noch viele Personen, die ebenfalls betroffen sind, denen ihre Laktoseintoleranz aber nicht bewusst ist. Dies kann einerseits daran liegen, dass sie noch nicht richtig diagnostiziert wurden oder aber auch, dass sie keine Symptome bekommen, weil sie nur geringe verträgliche Mengen verzehren. Symptome bei einer Laktoseintoleranz sind Magenkrämpfe, Blähungen und manchmal Durchfall.

Histaminintoleranz

Diese Intoleranz kommt viel häufiger vor als allgemein bekannt. Die Intoleranz entsteht aufgrund des fehlenden Enzyms Diaminoxidase (DAO). Eine Histaminintoleranz macht sich bemerkbar, wenn man nach dem Verzehr fermentierter Lebensmittel mit Symptomen reagiert. Insbesondere Nahrungsmittel mit Hefe, Sauerkraut, Schokolade, Tomaten, Rotwein, Salami, Parmesan und nicht fangfrischer Fisch werden nicht vertragen. Eine Histamintoleranz ist bei sehr vielen Hautpatienten zu beobachten.

Besonders bei Neurodermitis und Psoriasis sollte eine mögliche Histaminintoleranz unbedingt abgeklärt werden. Bei vielen Hautpatienten bessern sich die Symptome sehr deutlich, sobald auf histaminhaltiges Essen verzichtet wird.

Fructoseintoleranz

Eine weitere Unverträglichkeit ist die aufgrund des fehlenden Enzyms *Fruktose-1-phosphatealdolase* auftretende Fructoseintoleranz. Hierbei kann Fruchtzucker nicht verdaut werden. Man unterscheidet zwischen einer erworbenen und einer ererbten Variante. Das genetische Fehlen des Enzyms führt dazu, dass in der Leber, den Nieren und dem Dünndarm Zucker angesammelt wird, was zu Magenschmerzen und Erbrechen führen kann.

Die ererbte Variante kommt vergleichsweise selten vor und wird fast immer schon in den ersten Lebensmonaten diagnostiziert. Sie

bleibt lebenslänglich bestehen, während die erworbene Fructoseintoleranz in ihrer Ausprägung geringer werden kann oder mitunter sogar gänzlich verschwindet.
Erste Hinweise sind gegeben, wenn Sie bei dem Verzehr von Obst mit Verdauungsstörungen reagieren. Dies kann ein sehr deutlicher Hinweis auf eine Unverträglichkeit von Fruchtzucker sein. Da Fructose mittlerweile in vielen Fertiggerichten, Arzneimitteln und Alltagslebensmitteln enthalten ist, gilt es bei einem positiven Fruktosetest, auf Fruchtzucker zu verzichten.

Kaseinintoleranz

Kasein ist das Protein der Kuhmilch und der Hauptgrund, warum Milchallergie die am häufigsten auftretende Allergie in der Kindheit ist. In England sind bis zu 7 % der Kinder betroffen, von denen einige nicht auf das Kasein, sondern auf die Molke in nichtpasteurisierter Milch reagieren.
Neben der Glutenunverträglichkeit wird auch die Kaseinintoleranz von einigen Wissenschaftlern mit Autismus in Verbindung gebracht. In einer 2002 durchgeführten Studie des Massachusetts General Hospital und der Harvard University in Boston wurde festgestellt, dass 50 % der autistischen Kinder Probleme haben mit der Verdauung bestimmter Nahrungsmittel, insbesondere Kasein und Gluten. Die auftretenden Symptome schließen Hautausschlag, Durchfall, Magenkrämpfe und Übelkeit ein.

Bei Intoleranzen ist die Menge der symptomauslösenden Nahrungsmittel individuell unterschiedlich. Bei einer Person kann schon ein Stückchen Schokolade zu Beschwerden führen, bei dem anderen Betroffenen reagiert der Körper erst nach dem Verzehr von zwei ganzen Riegeln.
Während der Eine von einer Histaminintoleranz betroffen ist, verträgt der Andere keine fructosehaltigen Lebensmittel. Bei sehr stark betroffenen Personen kann sich die Auswahl der verträglichen Nah-

rungsmittel sogar so enorm eingrenzen, dass sie von jeglichen bekannten Nahrungsmittelintoleranzen betroffen sind wie Histamin-, Gluten-, Fructose- und Laktoseintoleranz.
Außerdem kommen dann häufig noch Nahrungsmittelunverträglichkeiten hinzu, die mittels eines IgG-Tests aufgedeckt werden. Hierdurch kann die Intoleranz auf einzelne Lebensmittel diagnostiziert werden. Auch wenn in Deutschland die Akzeptanz dieser Testverfahren zu wünschen übrig lässt, sind diese Tests in englischsprachigen Ländern quasi an der Tagesordnung und haben schon vielen Betroffenen zu einer deutlichen Verbesserung der Lebensqualität verholfen. Mit klassischen IgE-Allergietests lassen sich diese Intoleranzen nicht aufdecken!
Für eine erfolgreiche Divertikulitis-Therapie ist es zwingend erforderlich, die unverträglichen Nahrungsmittel zu identifizieren und anschließend einen längeren Zeitraum zu meiden. So werden das Immunsystem und der Verdauungstrakt entlastet.

Vorbeugung erneuter Schübe

Wie in dem Kapitel ‚Ursachen' bereits beschrieben, spielen mehrere Faktoren eine Rolle bei der Entstehung der Divertikulitis. Im Umkehrschluss kann demzufolge die Vorbeugung erneuter Schübe durch die Vermeidung einiger dieser Ursachen erfolgen.
Welche der vorbeugenden Maßnahmen angebracht sind, ist dabei auch abhängig davon, was als Auslöser der Erkrankung fungiert hat.
Bedenken Sie, dass die nachfolgend vorgeschlagenen Methoden keine Garantie für einen Schutz vor Divertikeln darstellen. Es gibt nach wie vor keine wirklich hundertprozentig zuverlässige Maßnahme, um Divertikel in jedem Fall verhindern zu können. Dennoch sind die vorgestellten Möglichkeiten bei vielen Personen sehr hilfreich und effektiv in der Vorbeugung.

Ernährung

Die Ernährung spielt bei jedem Divertikulitis-Betroffenen eine ganz wesentliche Rolle, sodass mit einer entsprechenden Ernährungsumstellung eine großartige prophylaktische Maßnahme ergriffen werden kann.
Doch was soll man essen? Nie zuvor gab es so viele Ernährungsgurus, die nur ihre Ernährungsweise als den goldenen Weg zur Gesundheit anpreisen. Und selbst die allgegenwärtige Ernährungspyramide scheint nicht immer die richtige Ernährung für jede Krankheit zu sein.
Für Divertikulitis-Betroffene kommt erschwerend hinzu, dass bestimmte Lebensmittel einerseits dabei helfen, die Entstehung der Divertikulitis zu vermeiden, aber andererseits genau diese Lebensmittel bei einem akuten Schub geradezu gefährlich werden können. So gelten beispielsweise Vollkornprodukte eigentlich als hervorragende Nahrungsmittel, um die Erkrankung zu vermeiden. Während

der akuten Schübe muss der Verzehr jedoch unbedingt gemieden werden. Gleiches gilt auch für Maisprodukte wie Popcorn und Maiskolben. Sie sind zwar reich an Ballaststoffen und ideal, um einen erneuten Schub zu vermeiden, aber während einer akuten Attacke sollte man unbedingt auf den Verzehr verzichten. Sobald der akute entzündliche Zustand ausgeheilt ist, können die ballaststoffreichen Lebensmittel wieder in den Ernährungsplan aufgenommen werden.

Es gibt allerdings auch einige Lebensmittel, auf die man immer verzichten sollte. Hierzu gehören hauptsächlich scharf gewürzte Mahlzeiten, weil diese zu einer extremen Reizung des Darms führen. Auch alle Arten von Nüssen und Samen sowie Trockenfrüchte und ganze Körner sollten möglichst gemieden werden. Dabei kann es auch dann zu Problemen kommen, wenn diese Nahrungsmittel gut gekaut werden.

Einige Therapeuten raten außerdem zu einem Verzicht auf Kreuzblütler wie Brokkoli, Blumenkohl und Kohl, obwohl diese auch sehr ballaststoffreich sind.

Und schließlich können auch Erdbeeren, kernhaltige Weintrauben, Johannisbeeren, Himbeeren, Stachelbeeren und Blaubeeren zu einer Verschlechterung der Divertikulitis beitragen. Dies wird auf die kleinen Kerne der Beeren sowie die Samen an der Außenseite der Erdbeeren zurückgeführt. Aufgrund ihrer Größe können diese sehr leicht in den Divertikeln hängen bleiben, sich hier einnisten und erneute Entzündungen auslösen.

Als prophylaktische Maßnahme gilt grundsätzlich, dass man sich ballaststoffreich ernährt und so für ein größeres Stuhlvolmen sorgt. Hierdurch kann häufig verhindert werden, dass es zu Verstopfungen kommt, die wiederum durch ihren entstehenden Druck auf die Darmwand zu Divertikeln führen. Durch ausreichende Mengen an Ballaststoffen wird für regelmäßigen Stuhlgang gesorgt. Dadurch wird verhindert, dass sich unverdaute Speisereste im Darm ansam-

meln und zu Entzündungen der Divertikel führen.
Bevorzugen Sie auf jeden Fall Nahrungsmittel, die die Funktion des Darms anregen und zu einem regelmäßigen Stuhlgang beitragen. Vorausgesetzt, Sie haben keine Allergien oder Intoleranzen auf bestimmte Nahrungsmittel, und Ihr Darm ist in der Lage, diese Lebensmittel zu verarbeiten, dann sollte Ihre Ernährung aus viel Obst, Gemüse und Vollkornprodukten bestehen.
Versuchen Sie, täglich mindestens 40 g Ballaststoffe in Ihren Ernährungsplan aufzunehmen.
Lesen Sie auch das Kapitel ‚*Ballaststoffreiche Ernährung*'(S.73).
Idealerweise verwenden Sie ausschließlich biologisch angebautes Obst und Gemüse. Herkömmliche Supermarktware ist häufig stark mit Chemikalien und Pestiziden belastet, die die Divertikulitis verschlimmern könnten.

Trinken

Eine gesunde Ernährung sollte immer auch eine ausreichende Trinkmenge mit Wasser beinhalten. Trinkwasser ist unser Hauptnahrungsmittel, und es ist eigentlich eine Binsenweisheit: viel trinken ist wichtig – zwei bis drei Liter täglich. Dennoch halten sich viele Menschen nicht daran und riskieren durch zu wenig Trinken gesundheitliche Folgen und Mangelzustände.
Wasser ist unser wichtigstes Lebensmittel, in unserem inneren Stoffwechselbetrieb läuft ohne Flüssigkeit nichts. So hat Wasser lebenswichtige Funktionen: Es transportiert Spurenelemente und Mineralstoffe, fördert die Entschlackung, reguliert die Körpertemperatur und beseitigt die Abbauprodukte aus dem Stoffwechsel, hält den Kreislauf und die Verdauung in Schwung, reguliert den Blutdruck und kann vielen Krankheiten vorbeugen.
Für die Verdauung einschließlich der Darmtätigkeit ist eine ausreichende Wasserversorgung enorm wichtig. Dabei trägt das Wasser dazu bei, dass der Körper gereinigt wird und der Stuhl weich wer-

den kann.
Mit zunehmendem Alter wird das Trinken immer öfter schlichtweg vergessen. Dann wartet man oft erst darauf, dass sich irgendwann der Durst einstellt. Da aber mit zunehmendem Alter das Risiko der Divertikulitis ansteigt, ist regelmäßiges Trinken umso wichtiger. Sinnvoll ist es, regelmäßig über den ganzen Tag verteilt Flüssigkeit zu sich zu nehmen. Es ist daher anzuraten, Trinken zur festen Gewohnheit werden zu lassen. Trinken bei jeder Gelegenheit – beim Zeitung lesen, bei der Hausarbeit, Fernsehen, Handarbeiten und zu jeder Mahlzeit.

Irrtümlicherweise gehen viele Menschen davon aus, den täglichen Flüssigkeitsbedarf in Form von Kaffee, Tee, und Cola abdecken zu können. Diese Getränke jedoch können den Wasserhaushalt nicht ausgleichen, sondern erreichen genau das Gegenteil: Sie entziehen dem Körper Wasser und tragen zudem noch zur Übersäuerung des Körpers bei.
Je mehr Kaffee, Limonade oder Bier getrunken wird, desto durstiger wird man schließlich, es sei denn, man konsumiert gleichzeitig die gleiche Menge Wasser. Getränke wie Kakao, schwarzer Tee und Rotwein führen im Übrigen sehr schnell zu Verstopfung.
Zu Beginn ist es sehr hilfreich, abends zusammenzuzählen, wie viel man über den ganzen Tag verteilt getrunken hat – ein Trinkplan macht das auf einfache Weise sehr deutlich. Gerade in der Anfangsphase wird erfahrungsgemäß vielen Menschen erst bewusst, wie wenig sie bisweilen über den ganzen Tag gesehen getrunken haben. Denken Sie immer wieder an Ihre 2 bis 2,5 Liter Wasser am Tag!

Vermeidung von Verstopfung

Da Verstopfungen mit großer Wahrscheinlichkeit eine der Hauptursachen einer Divertikulitis sind, sollten Sie versuchen, diese zu vermeiden. Künstliche Abführmittel sind hierfür jedoch in aller Regel nicht geeignet, da sie dem Darm alle Arbeit abnehmen und ihn träge machen.
Besonders empfehlenswert sind hingegen milchsauer vergorene Nahrungsmittel wie Sauerkraut oder Joghurt. Auch in Wasser eingeweichte Backpflaumen und verschiedene Obstsäfte haben eine abführende Wirkung. Gute Erfolge können auch mit Trockenfrüchten oder verschiedenen anderen Nahrungsmitteln erreicht werden. Die klassischen Helfer bei einer trägen Verdauung sind Leinsamen und Flohsamen. Auch Apfelessig, Sauerkrautsaft, Ingwerwasser, Buttermilch oder Molke können helfen. Hausmittel zur Aktivierung des Darmes gibt es viele und viele dieser Mittel sind auch wirklich wirksam. Integrieren Sie diese kleinen Helferchen in Ihre tägliche Nahrung – Sie können sie auch nach Lust und Laune kombinieren und variieren. Ihr Darm wir es Ihnen danken.

Um die Darmbewegungen zu stimulieren, ist Magnesium hervorragend geeignet. Umgekehrt führt ein Magnesiummangel häufig zu Verstopfungen.
Als tägliche Einnahme werden ca. 400 mg empfohlen, allerdings kann der Bedarf aufgrund eines großen Magnesiummangel auch deutlich darüber liegen. Da zuviel Magnesium jedoch abführend wirkt und zu Durchfall führen kann, muss der individuelle Bedarf herausgefunden werden. Dies geschieht meistens durch vorsichtiges Herantasten an die verträgliche Menge. Bedenken Sie, dass Magnesium in einem ausgewogenen Verhältnis mit Calcium stehen sollte.
Außerdem kann die Verdauung durch Vitamin C verbessert werden, weil dieses zu einem weicheren Stuhl beiträgt. Auch hier sind

die individuellen Verträglichkeiten sehr unterschiedlich, sodass die erforderliche tägliche Einnahmemenge durch vorsichtiges Herantasten herausgefunden werden muss.
Ein ganz wesentlicher Faktor für das Auftreten von Verstopfung ist die Darmflora. Gesundheitsfördernde Darmbakterien wie Bifidobakterien und Laktobazillen in einer ausreichenden Menge sind für eine reibungslose Verdauung unentbehrlich. Bei vielen Divertikulitis-Patienten sind diese wichtigen Darmbakterien nicht in der erforderlichen Menge vorhanden, sodass eine Darmsanierung angezeigt ist. Sobald die Darmflora wieder aufgeforstet ist, geht bei vielen Patienten das Problem der Verstopfung von allein zurück.
Da sich eine gesunde Darmflora auch auf den Verlauf der Divertikulitis bzw. Divertikulose positiv auswirkt, profitieren Sie von der Darmsanierung gleich mehrfach.

Überprüfen Sie außerdem Ihre Medikamenteneinnahmen. Viele Präparate verursachen Verstopfungen als Nebenwirkungen. Hierzu gehören beispielsweise Schmerzmittel, Antidepressiva, blutdrucksenkende Präparate und Eisenpräparate. Wenn die Verstopfungen ein großes Problem darstellen und die Gefahr von Divertikelbildungen vorhanden ist, sollte über alternative Medikamente nachgedacht werden.
In den meisten Fällen führen die in diesem Kapitel aufgeführten Vorschläge zu deutlichen Verbesserungen der Verstopfung. Sollten trotzdem immer noch Probleme bestehen, können bei Bedarf Abführmittel eine zwischenzeitliche Lösung darstellen. Seien Sie sich aber bewusst darüber, dass dies kein Dauerzustand sein darf, da der Darm hierdurch ganz träge wird, und Sie womöglich in einen Teufelskreis geraten.
Wenn Sie Abführmittel über einen längeren Zeitraum eingenommen haben, müssen Sie diese schrittweise absetzen, da sich Ihr Körper an diese Medikamente gewöhnt hat. Halten Sie diese schrittweise Entwöhnung nicht ein, kommt es schnell wieder zu Verstopfungen.

Bewegung und Sport

Nicht nur Ihre Arm-, Bein- und Bauchmuskeln benötigen regelmäßiges Training, um nicht nur optisch ordentlich in Form zu bleiben, sondern auch ihre gesundheitsfördernden Funktionen ausüben zu können. Auch Darmmuskeln wollen täglich gefordert werden und nicht mangels Training mit der Zeit erschlaffen. Besonders für Personen mit Divertikulitis und häufigen Verstopfungen sind gut beraten, regelmäßig Sport zu treiben und sich ausreichend zu bewegen, um die Darmmuskeln ständig zu fordern.

Regelmäßige Bewegung bringt den Darm auf Trab und in Schwung. Dabei wird die Verdauung angekurbelt, sodass die unverdaute Nahrungsmenge schneller den Darm passieren kann. Somit verbleiben die Nahrungsreste nicht zu lange im Darm, sodass Verstopfung vermieden wird. Da die Verweildauer bekanntermaßen einen entscheidenden Einfluss auf die Entstehung der Divertikel hat, und die Verdauung durch den Sport beschleunigt wird, eignet sich regelmäßige Bewegung hervorragend, um die auftretenden Symptome der Divertikulitis zu lindern bzw. die Entstehung weiterer Divertikel zu verhindern. Hinzu kommt, dass durch die Bewegung die Darmwände gestärkt werden.
Außerdem kommt es durch Sport zu einem vermehrten Energieverbrauch, wodurch der Stoffwechsel aktiviert wird. Dies wird auch durch die verbesserte Durchblutung der Darmmuskulatur erreicht, die für optimalere Darmbewegungen sorgt.
Dies führt dazu, dass die Verdauungsgase dann über den normalen Entsorgungsweg wie Lunge, Leber und Darmausgang effektiver entsorgt werden können. Wenn der Körper es zulässt, sollte man sich täglich mindestens 30 Minuten lang bewegen. Es gibt aber auch spezielle Gymnastikübungen, die sich besonders für die Darmaktivierung eignen. Hierzu gehören insbesondere Bauchmuskelübungen, die Druck auf den Bauchbereich ausüben. Dabei sollte

darauf geachtet werden, dass abwechselnd Muskelanspannungen und Muskelentspannungen erfolgen, denn sie wirken sich entkrampfend auf den Darm aus.
Ideal ist beispielsweise das regelmäßige Radfahren auf dem Rücken liegend. Hierfür legt man sich ausgestreckt auf den Rücken und hebt die Beine, um kräftig mit den Beinen ‚Luftfahrrad' zu fahren. Fangen Sie zunächst mit 5 Minuten an und steigern Sie täglich so lange, bis Sie mittelfristig 30 Minuten am Stück in Ihre imaginären Fahrradpedalen treten können. Diese Übung ist so hervorragend, weil sie nicht nur einfach und effektiv in der Durchführung ist, sondern auch, weil sie zu jeder Tageszeit und ohne weitere Hilfsmittel möglich ist.

Eine andere sehr effektive Bauchmuskelübung ist die folgende:
Setzen Sie sich auf Ihre Gymnastikmatte oder einen weichen Teppich und strecken Sie die Beine geschlossen über dem Boden aus. Mit beiden Händen stützen Sie sich dabei hinter Ihrem Rücken ab. Jetzt heben Sie die Beine an, öffnen diese wie eine Schere und schließen die Beine wieder, um sie dann auf dem Boden abzulegen. Wiederholen Sie dies so oft wie möglich, und atmen Sie dabei immer tief in den Bauch ein.
Ähnlich ist die nächste Übung, bei der Sie sich auf den Rücken legen und die Beine im rechten Winkel in die Höhe strecken. Öffnen Sie nun die Beine wie eine Schere und schließen Sie sie wieder. Wiederholen Sie diese Bewegung so oft Sie können.

Bedenken Sie, dass der Erfolg der Bauchübungen sich erst durch eine regelmäßige Anwendung einstellt. Wenn Sie wenig Zeit haben, führen Sie die Übungen lieber täglich für 10 Minuten durch als nur einmal pro Woche für 60 Minuten.

Darmreinigung

Die Darmreinigung als solches ist keine neue Erfindung, sondern wurde schon in alten Kulturen der Chinesen, Ägypter und Griechen durchgeführt.
Regelmäßige Darmreinigungen können davor schützen, dass viel Druck auf die Darmwand entsteht und sich Ausstülpungen im Darm bilden. Besonders Personen, die zu wenige Ballaststoffe konsumieren, profitieren oftmals von den Darmreinigungen.
Um den Darm zu reinigen, gibt es mehrere Möglichkeiten aus dem Bereich der Naturheilkunde. Neben regelmäßigen zu Hause durchgeführten Einläufen kann man auch die umfangreichere *Colon-Hydro-Therapie* bei einem Therapeuten durchführen lassen. Darüber hinaus können auch verschiedene pflanzliche Mittel zur Darmreinigung eingesetzt werden.

Einlauf

Einläufe wurden schon vor mehreren hundert Jahren von gesundheitsbewussten Menschen zur Reinigung des Körpers durchgeführt. Es wird sogar behauptet, dass der Einlauf eine der ältesten bekannten Naturheilmethoden sein soll.
Was früher etwas ‚ganz Normales' war, ist heute eher zu einem Tabuthema geworden. Erst seitdem das Thema ‚Entgiften und Entsäuern' immer mehr zur Mode wird, erzielt der Einlauf wieder mehr Aufmerksamkeit.
Einläufe werden nicht nur – wie allgemein angenommen – bei Verstopfungen eingesetzt, sondern auch bei Fieber, Kopf- und Gliederschmerzen und Blähungen. Bei einer Divertikulitis kann ein Einlauf dazu beitragen, dass der Druck auf die Darmwand reduziert wird, und Blockaden im Darm beseitigt werden.
In Apotheken und Sanitätshäusern kann man Einlaufgeräte, die auch als *Irrigator* oder *Klistier* bezeichnet werden, kaufen.

Als Einlaufflüssigkeit eignet sich handwarmes Wasser. Meistens wird dieses angereichert mit verschiedenen Kräutern wie Kamille, Schafgarbe, Katzenminze oder auch mit Natriumbicarbonat, Basenmischungen oder Brottrunk. Dies ist jeweils abhängig vom individuellen Allgemeinzustand und der zu behandelnden Symptome bzw. Ursachen.
So unterstützt Schafgarbe z. B. besonders die Leber, den Magen und die Drüsen. Katzenminze wirkt beruhigend und wirkt somit sehr gut bei Blähungen. Brottrunk ist ein ideales Mittel, um den Enddarm erfolgreich zu sanieren. Brottrunk wird in einem Verhältnis von 1:10 verwendet, indem dieser in 1,5 Liter Wasser gemischt wird. Bei Kräuterverwendung benötigt man einen Teelöffel Kräuter auf 1,5 Liter Wasser.

Colon-Hydro-Therapie

Die Colon-Hydro-Therapie stammt aus der Raumfahrtforschung der NASA, die dieses Verfahren für Astronauten im Weltall entwickelt hatte. Bereits seit den frühen 70-er Jahren hat diese Therapie in den USA den Einzug in die Naturheilkunde gefunden. Hierbei handelt es sich um eine hygienische und schmerzfreie Möglichkeit, krankmachende Bestandteile aus dem Dickdarm zu entfernen.
Die Colon-Hydro-Therapie kann man als eine Weiterentwicklung der klassischen Einläufe betrachten, wobei diese wesentlich mehr zur Darmsanierung beitragen kann. So kann mit dieser Therapie der Dickdarm in seiner gesamten Länge von 1,80 Meter gereinigt werden.
In einem geschlossenen System wird über ein Plastikspekulum warmes Wasser in den Dickdarm eingeführt. Im Gegensatz zu einem Einlauf werden immer nur kleine Wassermengen eingeflößt, sodass es nicht zu einer schnellen Überdehnung des Enddarmes kommt. Der Darminhalt wird auf diese Weise aufgeweicht, sodass damit an der Darmwand anhaftende Stuhlrückstände, Bakterien, Parasiten

und Pilznester entfernt werden können.
Dieser komplexe schädliche Darminhalt verursacht Reizungen und Entzündungen an der Darmschleimhaut. Durch die Colon-Hydro-Therapie heilen diese wesentlich besser ab, und die Darmflora kann sich schneller regenerieren.
Man kann selbst verfolgen, was den Körper tatsächlich verlässt: Der gelöste Darminhalt läuft durch ein Sichtfenster im Spülgerät, sodass ein erfahrener Therapeut hilfreiche Rückschlüsse auf Ihr Darminnenleben ziehen kann.
Oftmals werden monatelange, teilweise sogar über Jahre hinweg im Darm festsitzende Kotreste gelöst! Beobachten Sie mit Ihrem Therapeuten gemeinsam das Sichtfenster und staunen Sie, was sich da vor Ihren Augen auftut. Nahrungsreste, die Sie womöglich vor Wochen und Monaten gegessen haben, sind dabei keine Seltenheit.
Die Entleerung des Darms wird mit einer Darmmassage während der Spülung unterstützt.

Bei der Colon-Hydro-Therapie werden neben den schädlichen Bakterien auch die symbiotischen Bakterien ausgespült. Wenn die Darmflora sehr stark geschädigt ist, ist eine Verabreichung mit Präparaten zur Symbioselenkung ganz wichtig.
Leider ist in der Praxis immer wieder zu beobachten, dass einige Therapeuten die Colon-Hydro-Therapie zu exzessiv einsetzen. In Extremfällen gibt es Therapeuten, die jedem Patienten eine Colon-Hydro-Therapie verordnen, und nicht nur eine Sitzung, sondern bis zu 30, 40 und noch mehr Anwendungen. Und wer sich auf diesen Therapievorschlag nicht einlässt, bekommt sehr schnell gesagt, dass er in dieser Praxis falsch sei. Das sind dann die Situationen, die leider dazu beitragen, dass für durchaus sinnvolle Therapien ein Negativimage erzeugt wird.
In ihrem Buch ‚*I was poisened by my body*' berichtet die amerikanische Naturheilkundeärztin Gloria Gilbere über ihren eigenen langjährigen Weg aus der Selbstvergiftung ihres Körpers. Neben

vielen Therapien zählt sie die Colon Hydro Therapie zu den wichtigsten, sie sagte sogar: ‚*Die Colon-Hydro-Therapie rettete mir das Leben.*'

Fasten

Fasten als Maßnahme zur Gesundheitserhaltung wird schon seit mehreren Jahrtausenden in verschiedenen Kulturen praktiziert und gilt als ein bewährtes, traditionell angewandtes Verfahren, um eine Entgiftung und Entschlackung des gesamten Organismus zu bewirken. Aufgrund der reinigenden Wirkung wird Fasten auch als Großputz des Körpers gesehen.
Durch den Verzicht auf Essen kommt es zu einer Entlastung des Darms und Stoffwechsels, aber auch zur Anregung der Entgiftung. Dabei werden im Körper abgelagerte fettlösliche Giftstoffe freigesetzt und über die Leber in den Darm abgegeben, der sie über den Stuhl ausleitet. Die Wirksamkeit des Fastens wird durch viel Trinken und ausreichende Bewegung enorm gesteigert.

Es gibt verschiedene bewährte Arten des Fastens. Zu den bekanntesten gehören u. a. das Heilfasten, die Mayr-Kur, Saftfasten, Basenfasten, Schrothkur und das Früchtefasten. Welche Form und Dauer für Sie persönlich am besten geeignet ist, sollten Sie mit Ihrem Therapeuten besprechen. Dies gilt ganz besonders für Personen mit Untergewicht oder Vorerkrankungen.
Allgemein gilt, dass Fasten für den Körper gerade in den ersten Tagen sehr anstrengend sein kann. Auch sollten Sie eine Fastenkur möglichst auf Tage legen, an denen Sie frei haben beziehungsweise keine körperlich oder mental fordernden Arbeiten durchführen müssen.
Bedenken Sie, dass durch das Fasten Gift- und Schlackenstoffe freigesetzt werden und mit schadstoffbindenden Präparaten aus dem Körper ausgeleitet werden müssen, um Vergiftungssymptome und

eine Rückvergiftung zu vermeiden.
Eine Fastenkur – in welcher Variante auch immer – sollte nur durchgeführt werden, wenn dies körperlich zu verantworten ist. Denn zunächst wird der Körper aufgrund der eingeschränkten Nahrungszufuhr in einen geschwächten Zustand geführt.
Im Übrigen kann eine Fastenkur ein idealer Einstieg sein, um eine Ernährungsumstellung einzuleiten.

Regelmäßige medizinische Betreuung

Gehen Sie regelmäßig zu den möglichen Vorsorgeuntersuchungen. Sobald Sie wiederkehrende Verdauungsprobleme beobachten, kontaktieren Sie umgehend Ihren Arzt. Folgen Sie auch während der beschwerdefreien Phasen den Anweisungen des Arztes und unterstützen Sie diese durch die verschiedenen prophylaktischen Möglichkeiten.

Fazit
Zusammenfassend lässt sich sagen, dass bei jedem Betroffenen als Vorbeugung eine gesunde, ballaststoffreiche Ernährung in Verbindung mit ausreichender Bewegung und einem vernünftigen Körpergewicht ein gutes Fundament darstellt. Ergänzend können weitere individuell angezeigte Maßnahmen zu diesem Basisprogramm hinzugefügt werden.

Der Säure-Basen-Haushalt als Basis für die Gesundheit

Ganzheitlich orientierte Therapeuten sehen als einen wesentlichen (Mit-) Auslöser der Divertikulitis einen gestörten Säure-Basen-Haushalt. Geht es nach ihnen, so kann allein ein ausgeglichener Säure-Basen-Haushalt zu einem positiven Krankheitsverlauf verhelfen.

Die lebenswichtige Bedeutung von einem ausgewogenen Säure-Basen-Verhältnis wird spätestens dann deutlich, wenn man sich vergegenwärtigt, dass im Körper fast sämtliche Stoffwechselprozesse in einem neutralen bis basischen Bereich stattfinden.

Die Stoffwechselprozesse werden nämlich von Enzymen gesteuert, die extrem von einem basischen Milieu abhängig sind. Können jedoch die Enzyme aufgrund eines sauren Milieus ihre Funktionen nicht voll entfalten, so kann die Nahrung nicht verwertet werden, was zu einer fehlenden Bereitstellung von Energie führt.

Aber auch Verdauungsstörungen wie Durchfall, Bauchschmerzen und Blähungen können aufgrund der fehlenden Enzyme entstehen.

Ursprünglich enthalten säurefördernde Nahrungsmittel nicht unbedingt Säuren, aber während des Verdauungsprozesses entstehen saure Substanzen. Das bedeutet, dass von Natur aus basische Produkte sauer verstoffwechselt werden können. Saure und basische Nahrungsmittel erkennt man nicht am Geschmack, also ob sie sauer schmecken oder nicht. Entscheidend ist vielmehr, ob sie im Körper säurebildend oder basenbildend sind.

Zu den sauren Lebensmitteln zählen alle tierischen Lebensmittel einschließlich Fisch, Geflügel und Wild, sowie Kaffee, Milcherzeugnisse einschließlich Käse, schwarzer Tee, Alkohol, Zucker, Kuchen, die meisten Getreidesorten und kohlensäureversetzte Getränke. Basenbildende Produkte hingegen bestehen hauptsächlich aus Obst und Gemüse, wobei Kartoffeln, Brokkoli, Zucchini, Blu-

menkohl, Karotten, Quinoa, Hirse und frische Kräuter die Grundlage bilden. Interessanterweise sind genau diese Lebensmittel auch diejenigen, die zur Vorbeugung von Divertikulitis empfohlen werden. Wenn Sie die Kapitel ‚*Vorbeugung erneuter Schübe*' (S.95) und ‚*Ballaststoffreiche Ernährung*' (S.73) gelesen haben, kennen Sie diese Verbindung bereits. Die empfohlene ballaststoffreiche Ernährungsweise gewinnt allerdings durch ihre wichtige basische Eigenschaft nochmals an entscheidender Bedeutung.
Um für einen ausgeglichenen Säure-Basen-Haushalt zu sorgen, kann man die naturbelassene Ernährung durch bestimmte mineralstoffhaltige Nahrungsergänzungsmittel hervorragend unterstützen.

Dass der Ausgleich des Säure-Basen-Haushaltes die wichtigste Säule und Grundregulation für unsere Gesundheit darstellt, haben vor vielen Jahrzehnten bereits verschiedene führende Ernährungswissenschaftler festgestellt wie z. B. Dr. Maximilian Bircher-Brenner, F.X. Mayr und Friedrich Sander. Sie weisen in ihren Ernährungskonzepten immer ganz entschieden auf die Wichtigkeit des Säure-Basen-Haushaltes als Fundament unserer Gesundheit hin.
Da der Körper für seinen Stoffwechsel auch Säuren benötigt, wäre es nicht zu empfehlen, seine Nahrung ausschließlich auf basenbildende Produkte aufzubauen. Das optimale Verhältnis für ein ausgewogenes Gleichgewicht liegt bei 80 Prozent Basenprodukten und 20 Prozent Säureprodukten. Mit dieser gesunden Ernährung schenkt man seinem Körper die sinnvollste Grundlage, um gesundheitlich vorzubeugen.

Eine Übersäuerung (*Azidose*) äußert sich nicht immer erst in chronischen Erkrankungen, sondern macht durchaus auch schon vorher auf sich aufmerksam, wie zum Beispiel durch immer wiederkehrende Infekte wie Lippenherpes, Ekzeme, Entzündungen, Gelenkbeschwerden, Müdigkeit, häufige Neuralgien, Sodbrennen, brüchige Haare und Nägel. Bezeichnend ist es dann, wenn all diese

Beschwerden mit alternativen und konventionellen Methoden nicht zu einer durchgreifenden und anhaltenden Verbesserung therapiert werden konnten.
Hierbei handelt es sich um Übersäuerungen in den betroffenen Gewebebezirken. So kann zum Beispiel ein schmerzendes Handgelenk auf eine örtliche Übersäuerung hinweisen.

Immer häufiger ist zu beobachten, dass Therapien nicht zu dem erhofften Segen führen, den man sich von seinem schulmedizinisch oder naturheilkundlich ausgerichteten Arzt oder Heilpraktiker versprochen hat.
Das schulmedizinische Studium kennt diese Form der Übersäuerung leider nicht. Hier ist nur die Blutazidose bekannt, die aber nichts mit der latenten Azidose gemeinsam hat. Da die Naturheilkunde Krankheiten nach ihrem Ursachenprinzip betrachtet und nicht den Anspruch erweckt, nur die Symptome zu beseitigen, gehen immer mehr naturheilkundlich orientiere Therapeuten dazu über, die Entsäuerung als Basis jeder erfolgreichen Therapie in Behandlungen einzubeziehen. Besonders bei Personen, die schon mehrere Therapien erfolglos ausprobiert haben, die in einer therapeutischen Sackgasse angekommen sind oder sogar noch weitere Symptome hinzubekommen haben, sollten unbedingt auf eine latente oder gar chronische Übersäuerung hin untersucht werden.
Die Bedeutung dieses Aspektes kann gar nicht groß genug herausgestellt werden. Der Säure-Basen-Haushalt bestimmt nämlich maßgeblich die körperchemischen Grundregulationen und Stoffwechselvorgänge. Und erst wenn ein bestimmter pH-Wert vorhanden ist, können alle biologischen Abläufe reibungslos funktionieren.
Spätestens wenn Sie als therapieresistent eingeordnet werden, kann eine Ernährungsumstellung in Verbindung mit einer Entsäuerung segenreiche Wunder bewirken. Erfahrungen zeigen immer wieder, dass man auf dieser Basis erfolgreich weitere Therapien aufbauen kann, und homöopathische Anwendungen, Akupunktur, phyto-

therapeutische Maßnahmen und diverse Behandlungen mehr, vom Körper nach einer Entsäuerung wesentlich besser angenommen werden als im Zustand der Übersäuerung.
Besonders bei chronischen Erkrankungen wie Allergien, Rheuma, Tinnitus, Gelenkschmerzen, Krebs, Arthrose, Migräne, wiederkehrenden Bandscheibenvorfällen, grauem Star – also im Prinzip allen heutigen Zivilisationserkrankungen – ist es sehr zu empfehlen, den Körper nicht nur mit basenbildenden Nahrungsmitteln zu versorgen, sondern die angesammelten Säuren in Form von Schlacken aus dem Körper auszuleiten.
Um die angesammelten Säuren aus dem Körper auszuschleusen, eignen sich insbesondere Entsäuerungsbäder als Vollbad oder Fußbad. Aber auch in einer Basenlauge getränkte Körperwickel und Strümpfe, die mitunter über Nacht getragen werden, wirken sehr effizient. Eine ganz hervorragende Unterstützung der Entsäuerung erreicht man schließlich durch regelmäßiges Saunieren in einer klassischen Sauna oder durch das Besuchen einer Infrarotkabine.

Neben den diversen äußeren Einflüssen, mit denen der Körper mit Säuren überfrachtet wird, bildet der Körper auch selbst ständig Säuren. Bei der Zellatmung entsteht Kohlensäure, weitere Säuren sind Aminosäuren, Fettsäuren und Ketonsäuren. Und auch Blähungen produzieren schädliche Säuren, die den Körper zusätzlich belasten.
Auch in der Natur macht man sich übrigens die Fähigkeit von Mineralstoffen zunutze, denn um das Säure-Basen-Verhältnis von übersäuerten Böden wieder herzustellen, wird basischer Kalk eingesetzt. Bei manch einem gepflegten Rasen wird damit für einen gesünderen Nährboden gesorgt als für den eigenen Körper. Das ist ähnlich wie mit dem Auto: es bekommt oft mehr Pflege und Zuwendung als der eigene Körper. Denken Sie doch einfach mal darüber nach.

Selbsthilfegruppen – eine großartige Hilfe

Fehlt das ‚Aufgehobensein' auf ärztlicher Seite und geht es in der behandelnden Arztpraxis hauptsächlich um die ‚technische Abwicklung' der Krankheit, kann der Kontakt zu einer Selbsthilfegruppe sehr hilfreich sein. Aber auch als Ergänzung zur ärztlichen Beratung ist eine Selbsthilfegruppe äußerst wertvoll.
Menschen, die sich Selbsthilfegruppen anschließen, haben gemeinsam, dass sie sich mit Gleichgesinnten austauschen möchten, Ratschläge suchen und geben möchten. Selbsthilfe heißt Geben und Nehmen, man teilt die Probleme und steht nicht mehr allein mit seinen Sorgen. Die wichtigste Voraussetzung zur Teilnahme ist der Wille, dass man sich selbst helfen möchte, denn nur mit Eigenverantwortung wird die Mitgliedschaft in einer Selbsthilfegruppe von Erfolg gekrönt sein.

Oft thematisieren die Gruppen bestimmte Erkrankungen wie beispielsweise Darmerkrankungen, Diabetes, Krebs, Suchtererkrankungen und viele mehr. In einigen Städten gibt es auch Selbsthilfegruppen, die auf Darmerkrankungen spezialisiert sind.
Wenn Sie neu zu einer Gruppe stoßen, können Sie davon ausgehen, dass Ihre Leidensgenossen Ihnen schon einige Zeit an Erfahrung voraushaben. Sie kennen möglicherweise gute medizinische Tipps, können Ihnen wertvolle Adressen empfehlen und auf Ihre Probleme eingehen wie kein anderer. Denn wer kann einen besser verstehen als jemand, der dieselben Probleme hat wie man selbst? Ratschläge, die Sie in gut organisierten Gruppen erhalten, sind oft so wertvoll, dass Sie sich womöglich ärgern werden, den Schritt in eine Selbsthilfegruppe nicht schon viel eher gegangen zu sein. Möglicherweise hätte Ihnen das viel Leid, Zeit und Geld erspart, wenn Sie das hier erlangte Wissen schon viel früher erhalten hätten.
Selbsthilfegruppen sind häufig sehr gut ausgestattet mit Infor-

mationsbroschüren, die Sie sonst woanders nur mühsam erhalten würden. Sie sind außerdem auch oft sehr gut informiert über neue wirksame Therapien, können Ihnen gute Tipps geben, wie man Nebenwirkungen am besten reduzieren kann und welche Informationen im Umgang mit der Krankenversicherung und eventuell dem Rentenversicherungsträger wichtig sind.

Aus Erfahrung zeigt sich immer wieder, dass der Austausch mit Gleichgesinnten eine enorme Unterstützung sein kann. Denn bei den von ebenfalls an Divertikulitis erkrankten Personen können Sie sicher sein, dass Sie eine ehrliche Meinung ohne wirtschaftliche Interessen kundtun. Und außerdem erfahren Sie hier auch meistens ganz unverblümt und ehrlich, welche Therapieverfahren bei anderen Betroffenen geholfen haben beziehungsweise nutzlos oder gar schädlich wirkten. Auch die hier erhältlichen Empfehlungen über gute Therapeuten und Kliniken sind mit Geld nicht zu bezahlen.
Ob in Ihrer Nähe eine für Sie passende Selbsthilfegruppe existiert, erfahren Sie über das Gesundheitsamt Ihrer Stadt oder Ihres Kreises. Wenn Sie keine passende Gruppe in Ihrer Region finden, können Sie selbst auch die Initiative übernehmen und eine Gruppe gründen.

Vorbereitung für Ihren Arzttermin

Bei Verdacht auf Divertikulitis ist zunächst Ihr Hausarzt die erste Anlaufstelle. Er wird anhand verschiedener Diagnostikverfahren versuchen, die Ursache für Ihre gesundheitlichen Beschwerden herauszufinden. Möglicherweise wird er Ihnen eine Überweisung an einen Spezialisten für Magen- und Darmerkrankungen (Gastroenterologe) ausstellen.
Wie Sie sicherlich schon aus eigener Erfahrung wissen, ist die Zeit in den Arztpraxen äußerst knapp. So ist man gut beraten, sich im Vorfeld möglichst gut auf den Termin vorzubereiten. Dies ermöglicht eine gezieltere Diagnostik und eine dementsprechend erfolgreichere Behandlung. Und Sie können außerdem sicherer sein, dass Sie auch wirklich alle Fragen beantwortet bekommen, wenn Sie sich gut auf Ihren Arztbesuch vorbereiten.

Machen Sie sich am besten vorher ein paar Notizen, die Sie zu Ihrem Termin mitnehmen. Denn in der Hektik und vielleicht auch in der Aufregung vergisst man dann schnell mal die eine oder andere Frage. Schreiben Sie zuerst die wichtigsten Fragen auf, und setzen Sie die weniger wichtigen Notizen ans Ende Ihrer Auflistung. Denn falls die Zeit im Behandlungszimmer doch zu knapp sein sollte, bekommen Sie zumindest die wichtigsten Fragen beantwortet.
Und sollten Sie die eine oder andere Antwort nicht verstehen, so fragen Sie ungeniert nach. Scheuen Sie sich dabei nicht, auch mal nach der deutschen Übersetzung des medizinischen Fachjargons zu fragen. Denn was hilft es Ihnen, wenn Sie die Hälfte gar nicht verstehen, der Arzt es aber gar nicht bemerkt?
Je besser Ihre Liste vorbereitet ist, desto erfolgreicher und für Sie zufriedenstellender wird Ihr Arztbesuch verlaufen.

Damit Sie sich auf Ihren Arzttermin vorbereiten können, nutzen Sie die folgende Auflistung:

- Fragen Sie die Arzthelferin ein paar Tage vor Ihrem Termin, ob bestimmte Vorbereitungen Ihrerseits erforderlich sind. Dies kann z. B. bedeuten, dass Sie nüchtern in der Praxis erscheinen sollen oder bestimmte Medikamente kurzfristig nicht einnehmen sollen.

- Notieren Sie alle gesundheitlichen Beschwerden, auch wenn sie vordergründig gar nicht mit dem Darm in Zusammenhang zu stehen scheinen. Haben Sie z. B. häufig Kopfschmerzen, Konzentrationsstörungen, oder sind Sie oftmals unerklärlich müde? Oder sind Sie ängstlich oder depressiv? Je genauer Sie Ihren gesundheitlichen Zustand beschreiben, desto hilfreicher sind Ihre Informationen für den Arzt.

- Notieren Sie alle Veränderungen, die Sie in letzter Zeit an sich beobachtet haben wie beispielsweise eine unerklärliche Gewichtsabnahme, Hautveränderungen oder psychische Auffälligkeiten.

- Erstellen Sie eine Liste mit allen Medikamenten und Nahrungsergänzungsmitteln, die Sie einnehmen. Notieren Sie auch, wie lange und in welcher Dosierung Sie diese bereits verwenden. Auch das Mitbringen der Beipackzettel kann hilfreich sein, um eventuelle Nebenwirkungen in Erfahrung zu bringen.

- Notieren Sie auch, wenn es in letzter Zeit zu Veränderungen in Ihrem Leben gekommen ist wie ein Wohnortwechsel, Trauerfall in der Familie oder Arbeitsplatzverlust.

- Lassen Sie sich von einem Familienmitglied oder Freund begleiten. Denn aufgrund der vielen neuen Informationen, die der Arzt möglicherweise vermittelt, kann man leicht überfordert sein und so manches vergessen oder erst gar nicht richtig wahrnehmen.
- Haben Sie noch bestimmte Fragen an Ihren Arzt? Schreiben Sie jede Frage auf, denn Sie ärgern sich, wenn Sie zu Hause feststellen, dass Sie vergessen haben, eine Frage zu stellen.

Fragen, die für die Diagnostik und Therapie der Divertikulitis wichtig sein könnten, sind beispielsweise die folgenden:

- Welche Untersuchungen werden durchgeführt?
- Welche Behandlungsmöglichkeiten gibt es?
- Welche Medikamente muss ich nehmen und wie lange?
- Unter welchen Umständen müssen meine Medikamente in ihrer Art und Dosierung angepasst werden?
- Welche Nebenwirkungen können aufgrund eventuell verschriebener Medikamente auftreten, und gibt es nebenwirkungsfreie Alternativen aus der Naturheilkunde?
- Gibt es Alternativen zu den klassischen Medikamenten und sind diese verschreibungspflichtig?
- Ist es erforderlich, außerdem noch an einen Spezialisten wie einen Gastroenterologen (Arzt für Magen- und Darmerkrankungen) weitergeleitet zu werden?
- Wie wird kontrolliert, ob die vorgesehene Behandlung erfolgreich ist?
- Welche langfristigen Folgeerkrankungen können sich aus meinem derzeitigen gesundheitlichen Zustand entwickeln?
- Gibt es irgendwelche Anweisungen, die Ernährung umzustellen?
- Sind auch meine Familienangehörigen gefährdet, eine Divertikulitis zu bekommen?

- Bei Kinderwunsch: ist es trotz der Divertikulitis möglich, Kinder zu bekommen?

Um ein umfassendes Bild von Ihnen zu bekommen, wird der Arzt auch diverse Fragen an Sie stellen. Lesen Sie hierfür die folgende Auflistung, sodass Sie schon gut vorbereitet sind.

- Wie äußern sich Ihre Symptome, und wann haben Sie diese erstmals bemerkt?
- Wie haben sich diese Symptome im Laufe der Zeit verändert?
- Hat sich Ihr Energielevel verändert, oder gibt es immer wiederkehrende Stimmungsschwankungen?
- Haben Sie äußerliche Veränderungen festgestellt wie trockene Haut, Haarausfall oder Gewichtsabnahme?
- Haben Sie Gelenk- oder Muskelschmerzen und falls ja, wo?
- Haben sich Ihre Stuhlgewohnheiten verändert und falls ja, wie?
- Sind Sie bereits in medizinischer Behandlung und aufgrund welcher Erkrankung?
- Gibt es Familienangehörige, die von Darmerkrankungen betroffen sind?
- Welche sonstigen Erkrankungen liegen vor, und welche Medikamente nehmen Sie dafür ein?

Forschungen

Die Divertikulitis hat als typische Zivilisationskrankheit in unserer heutigen Zeit bedenkliche Ausmaße angenommen. Und die Tendenz ist steigend, nicht nur aufgrund der demographischen Entwicklung. Daher ist es nicht verwunderlich, dass die Forschung sich bemüht, immer mehr über die Entstehung, den Verlauf und die Behandlung dieser Erkrankung in Erfahrung zu bringen.

Immer häufiger stehen dabei auch Faktoren der Lebensführung und der allgemeinen Gesundheit auf dem Prüfstand. Während schon seit langem bekannt ist, dass eine träge und ungeregelte Verdauung einen entscheidenden Beitrag bei der Entstehung dieser Erkrankung leistet, haben Wissenschaftler mittlerweile auch herausgefunden, dass Übergewicht einen entscheidenden Einfluss auf die Entstehung einer Divertikulitis hat.

Kurz zusammengefasst kann man sagen: Je höher das Übergewicht, desto größer ist auch die Gefahr, dass im Laufe der Zeit eine Divertikulitis entsteht. Besonders Männer, die unter Übergewicht leiden, haben ein deutlich erhöhtes Risiko, an Divertikulitis zu erkranken. Da bei Übergewicht offensichtlich der Verdauungstrakt stark in Mitleidenschaft gezogen wird, liegt die Vermutung nahe, dass auch ein Zusammenhang zwischen Divertikulitis und Übergewicht besteht. Um diese Vermutung zu überprüfen, wurde in den USA eine Langzeitstudie angestrengt. Teil nahmen 47.200 Männer im Alter zwischen 40 und 75 Jahren, bei denen zu Beginn der Studie eine Untersuchung auf Divertikulitis keine Befunde erbrachte.
Während der gesamten Zeit der Studie wurden die Lebensgewohnheiten, wie beispielsweise das Gewicht, die Größe, der Hüft- und Taillenumfang und der BMI dokumentiert. Nach 18 Jahren Gesamtstudie zeigte sich bei 801 der Teilnehmer eine Divertikulitis; bei 383 dieser 801 Patienten kam es zu Komplikationen in Verbindung

mit Blutungen der Divertikel.
Es konnte festgestellt werden, dass Personen mit einem BMI von über 30 einem um 78% erhöhten Risiko ausgesetzt waren, eine Divertikulitis zu entwickeln. Auch Komplikationen in Form von Blutungen traten häufiger auf und zwar dreimal so oft wie bei Personen mit einem BMI unter 21. Diese Werte ergaben sich unabhängig davon, ob andere Risikofaktoren, wie beispielsweise mangelnde Bewegung oder ein geringer Verzehr von Vollkornprodukten, vorlagen.

Es ließ sich jedoch nicht nur ein Zusammenhang zwischen BMI und Divertikel-Risiko feststellen. Offensichtlich erhöhte sich das Risiko auch dann, wenn nur der Taillenumfang oder das Verhältnis von Taille zu Hüfte berücksichtigt wurde. So stieg für die Untersuchungspersonen mit ansteigendem Taillenumfang das Risiko einer Divertikulitis an.

Für die Personen mit den höchsten Messwerten stieg das Risiko, eine Divertikulitis zu entwickeln, im Vergleich zu Personen mit dem geringsten Messwert um 56 %. Damit wurde klar, dass sie ein um 56% erhöhtes Risiko trugen, an einer Divertikulitis zu erkranken. Noch drastischer zeigte sich der Einfluss auf das Risiko für Komplikationen: Es stieg um beachtliche 96 %.
Normalgewicht ist also nicht nur eine ästhetische Frage, sondern vor allem auch eine gesundheitliche. Zudem konnten die Forscher auch zeigen, dass die Art der Ernährung einen entscheidenden Einfluss auf die Entstehung einer Divertikulitis hat. Es hat sich herausgestellt, dass Personen, die sich vegetarisch ernähren, ein 50 % geringeres Risiko haben eine Divertikulitis auszubilden. Den Grund dafür vermuten Forscher zum einen darin, dass die Nahrungsmittel von Vegetariern in der Regel sehr reich an Ballaststoffen sind.
Zudem vermuten die Ärzte, dass der Fettgehalt der Nahrung einen Einfluss auf die Entstehung von Divertikeln hat und somit eine Di-

vertikulitis fördern kann. Während Fleisch- und Wurstwaren sehr fettreich sein können, trifft dies für pflanzliche Nahrungsmittel eher nicht zu. Auch darin sehen Forscher einen Grund dafür, dass Vegetarier seltener an einer Divertikulitis erkranken.

Da die Divertikulitis gehäuft im fortgeschrittenen Alter auftritt und aufgrund der demographischen Entwicklung mit einem weiteren rasanten Anstieg dieser Erkrankung zu rechnen ist, kann man davon ausgehen, dass die Erforschung, Früherkennung und erweiterten Behandlungsmöglichkeiten der Erkrankung zukünftig noch mehr in den Fokus der Wissenschaft gestellt werden.

50 Tipps von A – Z

1. Abendessen

Um die Verdauungsorgane und insbesondere den Darm nachts zu entlasten, sollte das Abendessen frühzeitig erfolgen, idealerweise bis 19:00 Uhr.

Wenn nächtliche Unterzuckerungen befürchtet werden, ist ein kleiner Imbiss (z. B. eine halbe Brotscheibe mit Aufschnitt) kurz vor dem Zubettgehen eine akzeptable Lösung.

2. Abendliche Naschereien

Wie bereits beschrieben, ist Essen zu später Stunde nicht empfehlenswert. Wer es dennoch nicht vermeiden kann oder möchte, sollte zumindest die Naschereien durch gesündere Alternativen ersetzen. Hier eignen sich zuckerfreie Kekse, Joghurts und zuckerfreie Müsliriegel.

3. Abführmittel

Abführmittel sollten bei einer Divertikulitis möglichst gar nicht zur Anwendung kommen. Wer sie bereits regelmäßig und über einen längeren Zeitraum hin-weg verwendet, sollte sie nicht abrupt absetzen, sondern langsam reduzieren und ausschleichen.

4. Aloe Vera

Aloe Vera wird seit jeher zur Unterstützung der Verdauung verwendet. Auch die Krankheitsbilder, bei denen heute Aloe Vera besonders häufig zum Einsatz kommt, betreffen den Verdauungstrakt, und hier insbesondere den Darm.

Die gesundheitsfördernden Eigenschaften verdankt die Aloe Vera überwiegend dem wertvollen Inhaltsstoff Acemannan. Dieser wirkt nicht nur antibakteriell und antimykotisch, sondern auch antiviral. Auch bei Divertikulitis kann Aloe Vera sich günstig auf den Krankheitsverlauf auswirken. Hier wird empfohlen, Aloe Vera nach den

Mahlzeiten zu trinken. Da Aloe Vera in höheren Dosierungen eine abführende Wirkung mit sich bringt, sollte die Menge unterhalb dieser persönlich verträglichen Grenze liegen.

5. Alkohol

Alkohol ist bekannt dafür, dass er sich in größeren und regelmäßig verzehrten Mengen nicht positiv auf die Gesundheit auswirkt. Auch bei der Divertikulitis sollte der Verzehr möglichst vermieden oder zumindest auf eine geringe Menge reduziert werden. Besonders hochprozentiger Alkohol steigert das Risiko von Magen- und Darmentzündungen, darüber hinaus wird auch die Darmschleimhaut in Mitleidenschaft gezogen.

6. Ballaststoffe

Um einen regelmäßigen Verzehr von ballaststoffreichen Nahrungsmitteln zu gewährleisten, ist es empfehlenswert, Lebensmittel wie Obst und Gemüse mehrmals täglich fest in den Tagesablauf einzubauen.

7. Bauchmassage

Eine Bauchmassage ist nicht nur wohltuend, sondern kann gerade bei darmbedingten Erkrankungen und Befindlichkeitsstörungen zu spürbaren Verbesserungen beitragen. Hierfür eignen sich Massagebewegungen mit einer Bürste oder der Handfläche, die im Uhrzeigersinn erfolgen. Die Darmtätigkeit kann hierdurch angeregt werden, und Ablagerungen an der Darmwand können sich lösen.

8. Bewegung

Sorgen Sie für tägliche Bewegung und körperliche Aktivitäten, um den Stoffwechsel und die Verdauung anzukurbeln. Treppe anstatt Fahrstuhl sollte die Devise sein.

9. Boswellia (Weihrauch)

Boswellia ist insbesondere aufgrund seines starken entzündungshemmenden Wirkstoffes namens Boswelliasäure (Acetyl-11-keto-b-Boswellia-Säure) bekannt und eignet sich somit hervorragend bei der Behandlung der Divertikulitis. Darüber hinaus wirkt sich Boswellia günstig bei der Divertikulitis aus, indem die Stoffwechselprozesse des Darms unterstützt werden.

10. Engelwurz

Engelwurz wird auch als *Angelika* bezeichnet und wird bei diversen Verdauungsproblemen eingesetzt. In zahlreichen Präparaten für verdauungsbezogene Erkrankungen und Befindlichkeitsstörungen wie Blähungen, Appetitmangel und Magenkrämpfen ist Engelwurz aufgrund seiner intensiven Bitterstoffe enthalten.

11. Ernährungsumstellung

Die Anfangsphase einer Ernährungsumstellung erweist sich in der Regel als besonders schwierig. So manches Lieblingsgericht muss eventuell vom Speiseplan gestrichen werden. Gerade in der ersten Zeit der Umstellung ist es hilfreich, sich für den Fall der Fälle, dass eine unliebsame Heißhungerattacke daherkommt, eine gesunde Alternative griffbereit zu haben. Dies kann beispielsweise ein Obstsalat anstatt eines Schokoriegels sein, ein zuckerfreier Pudding, Joghurt oder auch selbstgebackene zuckerfreie Kekse.

12. Fertiggerichte

Die Ernährung spielt eine herausragende Rolle bei der erfolgreichen Behandlung einer Divertikulitis. Grundlage einer gesundheitsbewussten Ernährungsweise sollten selbst gefertigte Mahlzeiten sein. Diese haben den großen Vorteil, dass sie über den größtmöglichen Nährwert verfügen und somit deutlich mehr Vitamine, Mineralstoffe, Spurenelemente etc. enthalten.

Somit sollten Fertiggerichte möglichst nicht mehr verzehrt werden. Sie enthalten in der Regel nicht nur einen hohen Fettanteil, sondern auch viele Kalorien und künstliche Zusatzstoffe wie Aromen, Farb- und Konservierungsstoffe sowie Geschmacksverstärker.
Andererseits ist der Gehalt an gesunden Inhaltsstoffen wie Ballaststoffen, Enzymen, Vitaminen und Mineralstoffen meistens extrem niedrig.

13. Fleischkonsum

Um einen günstigen Verlauf der Divertikulitis zu erreichen, ist es sinnvoll, den Fleischkonsum zu reduzieren. Insbesondere der Anteil an rotem Fleisch sollte möglichst gering ausfallen, denn rotes Fleisch ist bekannt dafür, dass es das Risiko für die Entstehung der Divertikulitis sowie die allgemeine Entzündungsneigung im Körper erhöht.

14. Flüssigkeit

Eine ausreichende Trinkmenge ist für einen gesunden Organismus unverzichtbar. Bei einer Erkrankung wie der Divertikulitis ist regelmäßiges Trinken von mindestens 1 - 2 Litern Wasser täglich besonders wichtig, damit die reinen Ballaststoffe wie z. B. Flohsamen und Weizenkleie ihren besten Nutzen erbringen können.

15. Gerbstoffe

Gerbstoffe, wie sie unter anderem in Grünem und Schwarzem Tee sowie in Eichenrinde und Heidelbeere enthalten sind, verfügen über die Eigenschaft, sich positiv auf die Darmoberfläche auszuwirken. In größeren Mengen sollten sie allerdings nicht dauerhaft eingesetzt werden, weil dies im Laufe der Zeit zu einer Beeinträchtigung der Aufnahmefunktion des Darms führen kann.

16. Gewürze

Vermeiden Sie scharfe Gewürze, um den ohnehin schon strapazierten Darm nicht unnötig zu belasten. Beschränken Sie sich auf milde Gewürze, und nutzen Sie frische Kräuter wie Schnittlauch, Petersilie, Kerbel, Thymian, Rosmarin, Oregano, Basilikum und andere.

17. Heilerde

Heilerde ist in der Erfahrungsheilkunde seit jeher ein favorisiertes Mittel, das bei diversen verdauungsbedingten Beschwerden zum Einsatz kommt. Im Darm ist es in der Lage, durch seine Bindungsfähigkeit die hier anwesenden schädlichen Substanzen aufzunehmen und auszuscheiden. Außerdem trägt die Heilerde dazu bei, dass sich die gesunde Darmflora regenerieren kann. Lösen Sie zwei leicht gehäufte Teelöffel in einem Glas kaltem Wasser. Idealerweise trinken Sie die Heilerde morgens auf nüchternen Magen, sodass der Effekt der Schadstoffbeseitigung besonders groß ist.

18. Heiße Rolle

Zwei bis fünf Handtücher werden trichterförmig aufgerollt und anschließend mit ca. 1 Liter heißem Wasser durchtränkt. Danach wird diese heiße Rolle mit der feuchten Fläche auf die zu behandelnde Körperpartie aufgebracht. Durch den Massageeffekt und die Wärme wird die Durchblutung der Haut erhöht und die Darmmuskulatur entspannt. Da die Handtücher stellenweise sehr heiß sein können, muss mit großer Vorsicht vorgegangen werden, um Verbrennungen der entsprechenden Hautflächen zu vermeiden.

19. Kalte Getränke

Kalte Getränke sollten möglichst vermieden werden. Im Magen verhindert die Kälte, dass ausreichend Magensäure produziert wird, und eine Verdauung nur unzureichend stattfinden kann.

20. Kamille

Wenn es um die bekannteste Substanz geht, die uns die Natur bei Verdauungsbeschwerden zur Verfügung stellt, dann gehört die Kamille ganz sicher dazu. Insbesondere bei krampfartigen Schmerzen und Entzündungen ist die Kamille seit jeher eine der beliebtesten und bewährtesten Pflanzen.

21. Katzenkralle

Diese Pflanze des peruanischen Regenwaldes verbessert die Verdauung und bekämpft Entzündungen und Infektionen aller Art. Forschung und Klinische Studien aus der ganzen Welt zeigen, dass die Katzenkralle in hohem Maße antioxidierend, antiviral, antikarzinogen und entzündungshemmend wirkt und dass sie eine ausgesprochene Heilwirkung auf das Verdauungssystem hat.

22. Kauen

Gründliches Kauen entlastet die nachfolgenden Verdauungsorgane. Eine gute Verdauung beginnt im Mund durch die im Speichel enthaltenen Enzyme. Je mehr Enzyme durch gründliches Kauen aktiviert werden, umso besser kann die Nahrung bereits im Mund aufgespalten werden.

23. Kleidung

Tragen Sie keine zu eng sitzende Kleidung, um die Verdauungsorgane im Allgemeinen und den Darm im Besonderen nicht unnötig einzuengen.

24. Kleinere Mahlzeiten

Entlasten Sie den gesamten Verdauungstrakt, indem Sie kleinere Mahlzeiten über den Tag verteilt zu sich nehmen. Essen Sie lieber 4 bis 5 kleine Mahlzeiten anstatt 2 bis 3 große Mahlzeiten. Die körpereigenen Enzyme können so wesentlich effektiver eine gute Verdauung erreichen.

25. Knoblauch

Knoblauch unterstützt die Verdauung und Darmgesundheit auf mehrfache Weise. So kann Knoblauch nicht nur Entzündungen bekämpfen und unerwünschte Bakterien und Parasiten beseitigen, sondern darüber hinaus auch das Immunsystem stimulieren.
Damit der Knoblauch möglichst effektiv wirken kann, sollten mindestens 3 Mal pro Woche 2 Knoblauchzehen verzehrt werden.

26. Kräuter

Kräuter wie Majoran, Anis, Kümmel, Enzian und Koriander sind bekannt für ihre verdauungsfördernden und blähungslindernden Eigenschaften. Sie eignen sich in Form entsprechender Präparate, aber man kann mit ihnen auch viele Mahlzeiten anreichen, um Verdauungsproblemen entgegenzutreten.

27. Leibwickel

Wenn Blähungen mit kolikartigen Krämpfen auftreten, sind feuchtwarme Leibwickel eine gute Hilfe. Dieser sorgt nicht nur für eine Beruhigung des Magen-Darmbereichs, sondern auch für eine gute Durchblutung.
Feuchten Sie für den Leibwickel z. B. ein Geschirrbaumwolltuch mit warmem Wasser an, und legen Sie dieses auf den Bauch. Als Zwischentuch legen Sie ein Handtuch darüber und anschließend als Außentuch eine dicke Wolldecke. Für 30 Minuten bleiben Sie in dieser Position liegen. Statt des feuchten Innentuches kann man auch eine Wärmflasche verwenden, aber feuchte Wärme wirkt intensiver.

28. Milchsaure Lebensmittel

Milchsaure Lebensmittel unterstützen die Darmgesundheit sehr effektiv. Dies wird darauf zurückgeführt, dass sie gesunde Milchsäurebakterien enthalten und dadurch die Darmflora unterstützt wird. Zu diesen Lebensmitteln gehören Joghurt, Kefir, Sauerkraut und anderes eingelegtes Gemüse. Auch sauer eingelegtes Obst wie Grapefruits und Äpfel sind empfehlenswert. Darüber hinaus leistet vergorenes Brot in Form von Brottrunk aufgrund der in großen Mengen enthaltenen Milchsäurebakterien eine sehr effektive Unterstützung der Darmgesundheit.

29. Morgendliches Trinken

Morgendliches Trinken auf nüchternen Magen ist eine sehr effektive Maßnahme, um Verstopfung entgegenzuwirken. Hierfür eignet sich lauwarmes Wasser genauso wie Kartoffelsaft.

30. Nikotin

Genussgifte wie Nikotin können sich auf vielfältige Weise negativ auf die Gesundheit auswirken. Gerade bei einer darmassoziierten Erkrankung wie der Divertikulitis sollten sie vermieden, zumindest jedoch stark eingeschränkt werden.

31. Optimierung der Verdauung

Unterstützen Sie die Verdauung durch gründliches Kauen, denn halb gekaut ist halb verdaut. Nehmen Sie Ihre Mahlzeiten ohne Hast und Eile in einer entspannten Umgebung zu sich.

32. Papaya

Papaya ist eine tropische Frucht, die in den letzten Jahren in der westlichen Welt immer mehr Anhänger gefunden hat. Allerdings ist die Erkenntnis, dass Papaya über vielfältige gesundheitsfördernde Eigenschaften verfügt, noch nicht sehr weit verbreitet. Auch bei der Divertikulitis kann sie sich sehr günstig auswirken. Empfehlenswert ist eine zweitägige Papaya-Kur, bei der an diesen Tagen ausschließlich Papaya und Wasser verzehrt wird. Hiermit wird nicht nur eine effektive Darmreinigung erreicht, sondern auch eine Stärkung der geschädigten Darmabschnitte.

33. Pfefferminz

Pfefferminz hat sehr beruhigende Wirkungen auf die Darmgesundheit und sorgt für eine bessere Gallenproduktion. Als Tee ist Pfefferminze ein altbekanntes Hausmittel, noch effektiver, weil höher dosiert, sind magensaftresistente Pfefferminzöl-Kapseln. Die Wirksamkeit von Pfefferminz wird auf das enthaltene Menthol zurückgeführt, das bis zu 60 % der Gesamtmenge ausmacht. Darüber hinaus verfügt Pfefferminz auch über wichtige Gerb- und Bitterstoffe, sowie Flavonoide.

34. Probiotika

Wie bereits ausführlich in diesem Buch beschrieben, ist eine gesunde Bakterienflora bei der Divertikulitis von großer Bedeutung. Wenn die Darmflora nicht ausgewogen ist, sollten die fehlenden Bakterien durch entsprechende Präparate (Probiotika und Präbiotika) als Nahrungsergänzungsmittel eingesetzt werden. Diese enthalten gesunde Darmbakterien wie Laktobazillen und Bifidobakterien, darüber hinaus auch häufig Substanzen, die das Wachstum der gesunden Darmbakterien fördern wie beispielsweise Inulin und Oligofruktose.

35. Proteinquellen

Bei einem reduzierten Fleischverzehr sollte darauf geachtet werden, dass andere Quellen eine ausreichende Eiweißversorgung sicherstellen. Hier bieten sich nicht nur Hülsenfrüchte, Eier und fettarme Milchprodukte, sondern auch Spirulinaalgen, die als Nahrungsergänzungsmittel erhältlich sind.

36. Rohkost

Der Anteil von Rohkost sollte möglichst hoch sein, weil frisches Obst und Gemüse wertvolle Nährstoffe enthalten. Insbesondere Enzyme und Vitamin C wirken sich sehr günstig bei einer Divertikulitis aus, indem hierdurch nicht nur eine Stärkung des Immunsystems erfolgt, sondern auch Entzündungen verringert werden. Wenn Rohkost nicht vertragen wird, sollte man das Obst und Gemüse leicht andünsten. Der Verzehr sollte möglichst tagsüber anstatt abends erfolgen.

37. Stolperfallen vermeiden

Stolperfallen, die schnell die guten Vorsätze zunichtemachen, sollte man aus dem Wege räumen. Stets einladend wirkende Schälchen mit Süßigkeiten, die auf dem Wohnzimmertisch stehen, sollten durch Obstschalen ausgetauscht werden.

38. Stressmanagement-Techniken

Die Funktion des Verdauungssystems wird von Stress beeinträchtigt. Das Erlernen angemessener Stressmanagement-Techniken kann den Verlauf einer Divertikulitis somit sehr positiv beeinflussen.

39. Täglicher Stuhlgang

Damit sich der Nahrungsbrei nicht unnötig lange im Darm aufhält und hier für Verstopfung, Gärungsprozesse, Giftbelastungen und andere unerwünschte Begleiterscheinungen sorgt, sollten Sie möglichst täglich eine Darmentleerung anstreben.

40. Teetrinken

Teetrinken kann sich auf vielfältige Weise günstig auf die Divertikulitis auswirken. Besonders zu empfehlen ist Pau d'Arco-Tee, weil er über entzündungshemmende, antibakterielle und immunstärkende Eigenschaften verfügt. Auch Bockshornklee und Beinwelltee sind sehr effektiv, indem sie nicht nur entzündungsreduzierend wirken, sondern auch schmerzlindernd sein können. Entzündungshemmend ist auch der Kalmuswurzeltee. Dieser wird über Nacht kalt aufgesetzt und tagsüber nach jeder Mahlzeit mit 2 – 3 Schlucken getrunken.

41. Tiefgekühltes Obst und Gemüse

Frisches Obst und Gemüse ist immer konservierten Lebensmitteln vorzuziehen. Wenn es dennoch mal die Situation nicht ermöglicht, Frischkost zu verwenden, ist tiefgefrorenes Obst und Gemüse eine akzeptable Alternative. Dieses wird in der Regel zügig nach der Ernte tiefgefroren und verfügt somit über einen hohen Gehalt an hochwertigen Nährstoffen im Vergleich zu anders konserviertem Obst und Gemüse.

42. Toilettenzeiten im Tagesablauf

Unterstützen Sie Ihre Darmgesundheit, indem Sie feste Toilettenzeiten in Ihren Tagesablauf einbauen, denn Ihr Darm braucht „seine“ Zeiten. Sorgen Sie dafür, dass diese Zeiten in eine stressfreie Tagesphase gelegt werden, damit die Darmentleerung ohne Drang und Ungeduld erfolgen kann.

43. Übergewicht vermeiden

Übergewicht begünstigt eine unzureichende Verdauung und die Entstehung von Divertikeln. Wenn Sie zu viele Kilos auf die Waage bringen, sollten Sie dafür sorgen, Ihr Normalgewicht zu erreichen. Um die überflüssigen Kilos abzubauen, sollte die Ernährungsweise angepasst werden. Die bei einer Divertikulitis empfohlene Ernährung hat den erfreulichen Nebeneffekt, dass sie vergleichsweise kalorienreduziert ist und zu einer Normalisierung des Körpergewichts beiträgt.

44. Unterdrückung von Stuhldrang vermeiden

Hören Sie auf Ihren Körper. Wenn dieser signalisiert, dass der Darm eine Entleerung benötigt, verschieben Sie den Toilettengang nicht, sondern erlösen Sie Ihren Darm bereits beim ersten Anzeichen des Stuhldrangs.

45. Unverträgliche Nahrungsmittel
Unverträgliche Lebensmittel wirken sich negativ auf den gesamten Verdauungsprozess aus und stellen insbesondere für den Darm eine große Belastung dar. Bekannte unverträgliche Nahrungsmittel sollten unbedingt vermieden werden, noch nicht bekannte Intoleranzen sollten durch einen entsprechenden Therapeuten identifiziert werden.

46. Verdauungsspaziergang
Bewegung fördert die Verdauung, nicht ohne Grund spricht man auch von einem „Verdauungsspaziergang". Dieser ist besonders in den Abendstunden sinnvoll, um die Verdauungsorgane nach dem Abendessen und vorm Zubettgehen zu entlasten.

47. Vitamin A
Vitamin A ist auch als das „Augenvitamin" bekannt, dass es sich aber auch sehr positiv auf die Haut und Schleimhäute auswirkt, wird oftmals nicht bedacht. Dabei kann Vitamin A insbesondere die Darmschleimhaut effektiv unterstützen, indem es nicht nur zur Beseitigung von Entzündungen beiträgt, sondern auch die Abwehrfunktion unterstützt wird. Die vom Hersteller oder Therapeuten empfohlenen Dosierungen sollten bei Vitamin A aufgrund seines toxischen Effekts bei einer zu hohen Tagesdosis eingehalten werden.

48. Wermut
Wermut ist seit jeher ein probates Mittel, um verschiedenste Verdauungsprobleme zu lindern und ist ein gern verwendeter Inhaltsstoff in Magenbittern. Aufgrund der umfangreich enthaltenen Bitterstoffe kommt es zu einer Anregung der Verdauungssäfte. Außerdem wirkt Wermut sehr effektiv bei krampfartigen Blähungen.

49. Yams-Wurzel

Die Yams-Wurzel ist ein beliebtes Präparat in der Naturheilkunde, wenn es um die Linderung von Entzündungen und Krämpfen geht.

50. Zusatzfasern im Speiseplan

Zur Vorbeugung erneuter Divertikel sollte die Ernährung sehr ballaststoffreich sein. Zusatzfasern wie Flohsamen und Weizenkleie sind sehr effektive Ergänzungen der Mahlzeiten. Wichtig ist, diese zusätzlichen Ballaststoffe mit viel Wasser zu verzehren, damit diese ihren größten Nutzen erbringen können und den Darm „putzen“ und außerdem einen regelmäßigen Stuhlgang fördern.

Rezepte

Nachdem Sie in diesem Buch nun ausführliche Informationen darüber erhalten haben, dass eine ballaststoffreiche Ernährung für Ihre Gesundheit unverzichtbar ist, erhalten Sie an dieser Stelle nun einige Rezepte, die Ihnen den Weg der Ernährungsumstellung erleichtern sollen. Dabei werden Sie schnell erkennen, dass eine derartige Ernährung keineswegs nur aus Verzicht bestehen muss, sondern auch sehr abwechslungsreich sein kann.
Auch das gefürchtete ‚Körneressen', das allzu oft mit einer ballaststoffreichen Ernährungsweise in Verbindung gebracht wird, werden Sie bei den nachfolgenden Rezepten vergeblich suchen.

Frühstück

Amarantschnitten

Zutaten: 250 g Amarant, 750 ml Wasser, Salz

Kochen Sie den Amarant so lange, bis ein zähflüssiger Brei entstanden ist. Anschließend salzen Sie diesen leicht und streichen ihn auf ein Backblech, das zuvor mit Backpapier ausgelegt wurde. Das Backblech schieben Sie in den vorgeheizten Backofen und backen den Teig 20 Minuten lang bei 180 °C. Anschließend wenden Sie den Teig und backen ihn weitere 15 Minuten. Nun schneiden Sie den gebackenen Teig in 10 x 10 cm große Schnitten.

Brotaufstriche

Gurken-Knoblauch-Quark

Zutaten für 4 Personen: 750 g Magerquark, 1 große Gurke, 1 Zitrone, 2 EL Olivenöl, 3 kleine Knoblauchzehen, Salz, Pfeffer

Schälen Sie die Gurke, halbieren Sie diese und schaben Sie die Kerne mit einem Löffel heraus. Nun raspeln Sie die Gurkenhälften auf einer Gemüsereibe und drücken die Raspeln anschließend gut aus. Verrühren Sie jetzt den Quark mit dem ausgepressten Zitronensaft und würzen Sie dies anschließend mit Salz und Pfeffer. Schälen

Sie nun den Knoblauch und pressen ihn anschließend, sodass Sie ihn im Quark einrühren können. Heben Sie die Gurkenraspeln unter und ergänzen Sie mit etwas Salz und Pfeffer, falls gewünscht. Bewahren Sie den Gurken-Knoblauch-Quark bis zum Verzehr im Kühlschrank auf. Er ist nicht nur als Brotaufstrich empfehlenswert, sondern auch als leckere Ergänzung zu Pellkartoffeln.

Thunfischpaste
Zutaten: 1 Dose Thunfisch, 250 g Magerquark, 2 eingelegte Gurken, Salz, Pfeffer
Füllen Sie den Thunfisch in eine Schale und fügen Sie den Quark hinzu. Schneiden Sie die Gurken in kleine Würfel und mischen Sie diese zusammen mit Salz und Pfeffer unter die Thunfischmasse. Sie können den Geschmack nach eigenem Belieben mit weiteren Gewürzen wie z. B. Muskat, Petersilie oder Schnittlauch anpassen.

Schokoaufstrich
Zutaten: 125 g Butter, 3 EL Kakaopulver, 3 EL Mandelmus, 1 TL Steviapulver, ½ Becher Schlagsahne
Zunächst wird die Butter in einem Kochtopf auf kleiner Stufe zum Schmelzen gebracht. Anschließend rühren Sie das Mandelmus, Kakaopulver und Steviapulver ein. Von der flüssigen Schlagsahne wird nun soviel untergemengt bis der Aufstrich cremig ist.
Der Schokoaufstrich muss im Kühlschrank aufbewahrt werden.

Olivenpaste
Zutaten: 40 g Oliven, 5 g Margarine
Mixen Sie die Margarine eine Minute lang und geben Sie danach die zerdrückten Oliven hinzu.

Hauptgerichte

Spagetti mit Brokkoli und Knoblauch

Zutaten für 4 Personen: 400 g Vollkornspagetti, 250 g Brokkoli, 250 ml Gemüsebrühe, 250 g gekochter Schinken, 4 Knoblauchzehen, Olivenöl, Pfeffer

Der Brokkoli wird in kleine Röschen zerkleinert und anschließend in einer mit Olivenöl erhitzten Pfanne angebraten. Die Knoblauchzehen werden zerkleinert und dem Brokkoli zugefügt.

Während der Brokkoli mit dem Knoblauch bei kleiner Hitze angebraten wird, kochen die Spagetti im erhitzten Wasser etwa 12 Minuten lang (je nach Sorte).

Nun wird der Schinken in Würfel zerkleinert und zum Brokkoli gegeben und ebenfalls leicht angebraten. Sobald der Brokkoli bissfest ist, wird zunächst die Gemüsebrühe in die Pfanne gefüllt und anschließend das Cremefine hineingerührt.

Jetzt wird der Pfanneninhalt kurz aufgekocht. Sobald die Spagetti bissfest sind, werden sie ebenfalls in die Pfanne gegeben und untergemengt. Anschließend kann direkt serviert werden.

Pilz-Blätterteigkuchen

Zutaten: 450 g Blätterteig, 300 g Kochschinken, 300 g Gouda am Stück, 6 Eier, ¼ L Sahne, eine große Dose Champignons, je eine Prise Salz, Pfeffer und Paprikapulver

Nachdem Sie den Blätterteig während einer Backzeit von 15 Minuten ‚abgebacken' haben, wird dieser zerkleinert und auf einem mit Backpapier ausgelegten Backblech ausgelegt.

Der Kochschinken und der Goudakäse werden in Würfel zerkleinert und die Champignons halbiert. Nachdem Sie die Eier, Sahne, Champignons, Salz, Pfeffer und Paprikapulver verrührt haben, heben Sie den Käse und Kochschinken unter.

Anschließend geben Sie die Füllung auf das mit dem Blätterteig vorbereitete Backblech und backen dieses im vorgeheizten Backo-

fen 30 Minuten lang bei 180°C.
Der Pilz-Blätterteigkuchen wird heiß serviert.

Räucherfisch mit Vollkornreis

Zutaten für 4 Personen: 300 g Vollkornreis, 600 geräucherter Fisch (z. B. Rotbarsch, Heilbutt), 4 Eier, 2 EL Butter, 125 g Sahne, Salz, 2 TL Curry

Kochen Sie den Reis 15 Minuten und kochen Sie in der Zwischenzeit die Eier so lange, bis diese hart sind. Danach schneiden Sie die Eier in Würfel und zerpflücken den Fisch in kleine Stücke. Sobald Sie die Butter in der Pfanne erhitzt haben, schwenken Sie den zerkleinerten Fisch darin. Sobald der Reis gar ist, gießen Sie das Wasser ab und lassen ihn auf einem Sieb abtropfen.
Jetzt wird die Sahne zusammen mit dem Curry in einem Topf kurz aufgekocht und anschließend der Reis hinzugefügt und kurz erhitzt. Ergänzen Sie nun den Fisch und zwei Drittel der zerkleinerten Eierstücke und vermischen Sie die Menge vorsichtig.
Anschließend kann das fertige Essen auf den vorbereiteten Tellern mit den restlichen Eierstückchen angerichtet und serviert werden.

Gefüllte Zucchini

Zutaten für 4 Personen: 4 große Zucchini, 1 Brötchen vom Vortag, 1 Bund Petersilie, 300 g Hackfleisch, 1 Knoblauchzehe, 1 kleine Dose Tomaten, 100 g geriebener Emmentaler, Paprikapulver, geriebene Muskatnuss, 1 kleine Zwiebel, 1 TL geriebener Oregano, 1 TL mittelscharfer Senf.

Weichen Sie das Brötchen in Wasser ein, und waschen Sie anschließend die Zucchini. Halbieren Sie diese der Länge nach, und höhlen Sie sie mit einem Löffel aus. Schälen Sie jetzt die Zwiebel, und zerhacken Sie diese zusammen mit dem Zucchinifleisch in Würfel.
Die Petersilie wird gewaschen, getrocknet und anschließend fein gehackt. Geben Sie das Hackfleisch, Zucchinifleisch, Ei, die Petersilie, den Senf und die Gewürze in eine Schüssel. Nachdem Sie das

Brötchen ausgedrückt haben, fügen Sie dieses hinzu und verkneten alles zu einem Teig. Anschließend füllen Sie diesen in die Zucchinihälften. Zerkleinern Sie jetzt den Knoblauch und die Tomaten. Verrühren Sie alles zusammen mit dem Tomatensaft und geben Salz und Pfeffer hinzu. Füllen Sie diese angerichtete Tomatensoße nun in eine längliche Form und legen Sie die gefüllten Zucchini darauf. Nachdem Sie diese nun mit dem geriebenen Käse bestreut haben, schieben Sie das Backblech in den kalten Ofen. Bei 200 °C (Umluft 180 °C) backen Sie die Zucchini 1 Stunde.

Zucchini-Kartoffelgratin

Zutaten: 750 g Kartoffeln, 500 g Zucchini, 1 Knoblauchzehe, 250 g süße Sahne, ½ Bund Thymian, 3 EL Butter, Olivenöl, Salz

Schneiden Sie die Kartoffeln in dünne Scheiben und kochen Sie diese mit Wasser und Salz. Gießen Sie das Wasser anschließend ab und lassen Sie die Scheiben etwas abkühlen.

Die Zucchini werden in etwas dickere Scheiben geschnitten. Nachdem Sie eine Gratinform mit Öl eingepinselt haben, schichten Sie die Kartoffeln und Zucchini dachziegelartig in diese Form. Bestreuen Sie anschließend den Auflauf mit etwas Salz, Thymian und der gehackten Knoblauchzehe und verteilen danach die geschlagene Sahne und die Butterflöckchen darauf.

Geben Sie die Gratinform in den kalten Backofen und backen den Auflauf für 35 bis 45 Minuten.

Zwischenmahlzeiten

Kräuterwaffeln

Zutaten: 300 g Vollkornmehl, 200 Butter, Salz, 2 gestrichene TL Backpulver, Rosenpaprika, 1/8 L lauwarmes Wasser, 4 Eigelb, 125 g Fleischwurst und jeweils ½ EL gehackte Petersilie, Schnittlauch und Dill.

Zusätzlich: 4 Eiweiß

Alle Zutaten bis auf das Eiweiß werden mit einem Elektromixer zu einem Rührteig vermischt. Anschließend wird das steif geschlagene Eiweiß untergehoben. Mit dem nun fertigen Teig werden die Waffeln gebacken.

Nachtisch und anderes Süßes

Dinkel-Kakaokuchen

Zutaten: 150 g Butter, 20 g Kakaopulver, 50 Tropfen Stevia, 5 EL Traubenzucker, 1 Packung Backpulver, 3 Eier, 200 g Dinkelmehl (Typ 630), 100 ml Sauerrahm

Nachdem der Backofen auf 220 °C vorgeheizt wurde, die Butter kräftig rühren, sodass anschließend das Kakaopulver, Stevia und der Traubenzucker hinzugefügt werden können. Nachdem auch die Eier untergerührt wurden, gießen Sie den Sauerrahm hinzu und mixen diesen mit dem Teig.

Separat wird das Dinkelmehl mit dem Backpulver vermengt und anschließend unter den Kakaoteig gerührt. Sollte der Teig nicht zäh genug sein, kann noch etwas Mehl hinzugefügt werden.

Die Backform wird nun mit Backpapier ausgelegt, sodass anschließend der fertige Teig hineingefüllt werden kann.

Die Form wird nun auf der untersten Schiene im Backofen erst 10 Minuten bei 220 °C gebacken, anschließend weitere 30 Minuten bei 180 °C.

Gekochte Papaya

Zutaten: eine halbe gereifte Papaya

Nachdem die Papaya vom Kerngehäuse und der Schale befreit wurde, schneiden Sie die Papaya in Würfel. Im Kochtopf wird unter Hinzugabe von etwas Wasser die Papaya etwa 10 Minuten lang auf kleiner Stufe geköchelt.

Anschließend kann man die Papaya einschließlich der Flüssigkeit servieren, es ist aber auch möglich, die Papaya im Kühlschrank abkühlen zu lassen und ein paar Stunden später zu essen.

Beilagen

Käsewaffeln

Zutaten: 200 g Mehl, 200 g Butter, ½ TL Backpulver, ½ TL Salz, 2 EL geriebener Goudakäse, 4 Eier, 4 EL lauwarmes Wasser, 1 Messerspitz Rosenpaprika.

Durch Zugabe von Milch bräunen die Waffeln und bleiben weich. Alle Zutaten werden mit einem elektrischen Mixer zu einem Rührteig gemischt und anschließend mit einem Waffeleisen gebacken.

Polenta-Nocken

Zutaten: 350 ml Wasser, 150 g Polenta, 1 Ei, Muskat, Salz, 1 EL Öl, 20 g Butter

Kochen Sie das Wasser mit Salz und einer Prise Muskat auf. Rühren Sie die Polenta in das kochende Wasser ein und lassen Sie diese bei geringer Hitze quellen. Rühren Sie währenddessen die Polenta hin und wieder. Verquirlen Sie nun das Ei und vermischen Sie es mit der Polenta.

Die Polenta-Nocken eignen sich als Beilage z. B. zu Hähnchen- und Putenfilet. Man kann sie aber auch hervorragend als Zwischenmahlzeit ohne weitere Beilagen essen.

<u>*Buchweizenpfannis*</u>

Zutaten: 150 g Mehl, 100 Buchweizenmehl, ½ lauwarme Milch, 1 TL Traubenzucker, 3 EL Creme Fraiche, 2 Eier, 125 Butterschmalz, 20 g Butter, 20 g Hefe, ½ TL Salz

Das Mehl wird zusammen mit Hefe, Salz, Milch und Traubenzucker verrührt und anschließend zugedeckt, um den Teig gehen zu lassen.

Die geschmolzene Butter vermengen Sie nun mit Creme Fraiche und dem Eigelb und geben dies zum Hefeteig. Jetzt schlagen Sie das Eiweiß steif und heben es unter den Teig.

In einer Pfanne erhitzen Sie nun das Butterschmalz und füllen den Teig mit einem Esslöffel ein, sodass portionsweise kleine Pfannkuchen gebacken werden.

Die Buchweizenpfannis schmecken heiß sehr gut zu Lachs oder Lammsteak.

<u>*Hirsefrikadellen*</u>

Zutaten: 200 g Hirse, 3 TL Margarine, 1 TL Johannisbrotkernmehl, ½ L Wasser, 50 g Schafkäse, Butter, Basilikum, Majoran, Thymian

Vermischen Sie die Hirse mit dem Wasser, der Margarine und den Kräutern und kochen Sie diese anschließend 5 Minuten lang im Topf auf einer Herdplatte.

Anschließend lassen Sie den Hirseteig 30 Minuten lang quellen und schneiden den Schafskäse in kleine Würfel. Sobald der Teig abgekühlt ist, mischen Sie das Johannisbrotkernmehl und die Schafskäsestückchen unter den Teig und formen anschließend kleine Frikadellen. In einer Pfanne schmelzen Sie die Butter und braten dann die geformten Frikadellen abwechselnd von beiden Seiten.

Stevia

Bei einigen Rezepten wird Ihnen die Zutat ‚Stevia' aufgefallen sein, und möglicherweise haben Sie diesen Begriff bisher noch nie gehört. Da der Verzehr von raffiniertem Zucker nicht förderlich für die Darmgesundheit ist, bietet Stevia eine gesunde Alternative.
Stevia ist eine Pflanze, deren getrocknete Blätter 10 bis 20-mal süßer als Zucker und trotzdem fast kalorienfrei sind. Zu den Bestandteilen, die für die Süßkraft der Steviablätter zuständig sind, gehören acht Glykoside. Das wichtigste von ihnen ist das Steviosid und ist ca. 300-mal süßer als Zucker. Die Dosierung von Stevia sollte daher immer sehr sorgfältig erfolgen und lieber anfangs gering ausfallen, sodass man nachwürzen kann. Der Geschmack der Stevia ist gewöhnungsbedürftig, sodass es durchaus einige Personen gibt, denen Stevia nicht wirklich schmeckt. Aber vielfach ist es auch ein Gewöhnungsprozess, bei dem man sich nach einer gewissen Zeit an den Geschmack anpasst. Je nach Intensität kann Stevia geschmacklich mitunter an Lakritz erinnern, aber dennoch ist es ein ganz eigener Geschmack.
Stevia stammt ursprünglich aus Paraguay und wurde aufgrund der Süßungskraft schon vor vielen Jahrhunderten von den dort ansässigen Indianern als Süßungsmittel für Speisen und Tee verwendet. Aber auch für verschiedene medizinische Zwecke wie beispielsweise zur Wundheilung setzten sie Stevia ein. Resultierend aus dieser langen Tradition wird Stevia in Südamerika auch heute noch als Süßungsmittel und Tonikum für verschiedene gesundheitliche Beschwerden angewandt. Hierzu gehört die Regulation des Blutzuckerspiegels bei Diabetikern, die Verdauungsförderung, Bekämpfung der Müdigkeit und Erschöpfung und auch äußerliche Anwendungen für Haut und Haar. Da man seit einiger Zeit weiß, dass Stevia antibakteriell wirkt, wird es zunehmend für die Mundhygiene verwendet und zwar in Form von Zahnpasta und Mundwasser. Hauptsächlich wird Stevia jedoch als Süßstoff eingesetzt.

Hinweise für den Leser

Alle Angaben in diesem Buch wurden nach bestem Wissen und mit größter Sorgfalt erstellt. Die Angaben und Empfehlungen erfolgen ohne Verpflichtung oder Garantie der Autorin. Sie und der Verlag übernehmen keine Verantwortung und Haftung für Personen-, Sach- und Vermögensschäden aus der Anwendung der hier erteilten Ratschläge.
Dieses Buch hat nicht die Absicht und erweckt nicht den Anspruch, eine ärztliche Behandlung zu ersetzen. Ausdrücklich wird empfohlen, eine medizinische Diagnose vom Therapeuten einzuholen und eine entsprechende Therapiebegleitung durchzuführen. Einige der vorgestellten Maßnahmen weichen von der gängigen medizinischen Lehrmeinung ab, und resultieren aus der Erfahrungsheilkunde.
Es wird ausdrücklich darauf hingewiesen, dass mit diesem Buch keine erfüllbaren Hoffnungen erweckt werden, die eventuelle Heilerfolge erwarten lassen können. Die Verwertung der Texte und Bilder, auch auszugsweise, ist nur mit Zustimmung des Verlags und der Autorin erlaubt. Dies gilt auch für Vervielfältigungen, Übersetzungen, Mikroverfilmungen und für die Verarbeitung mit elektronischen Systemen.

Richtig kochen bei Divertikulitis

Über 200 leckere Rezepte für jeden Anlass
Sabine Wiesel,
Taschenbuch,
146 Seiten
ersa Verlag

Direktbestellung im Web: www.rezepte-divertikulitis.ersa-verlag.de

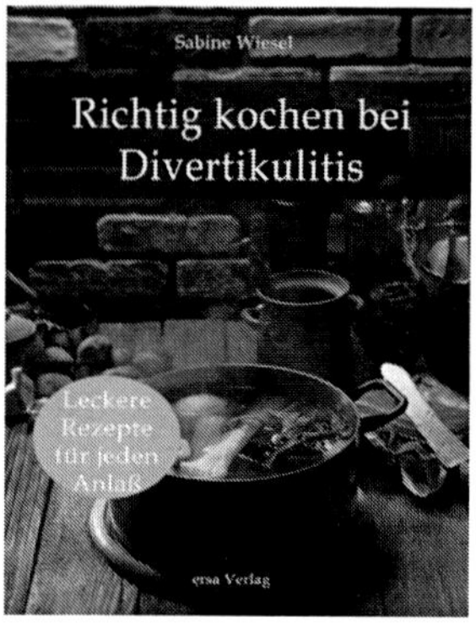

Gesund Backen bei Divertikulitis

Das spezielle Backbuch für Divertikulitis-Betroffene
Sabine Wiesel,
Taschenbuch,
146 Seiten
ISBN 978-3-9814844-0-3
ersa Verlag

Direktbestellung im Web: www.divertikulitis-ernaehrung.ersa-verlag.de

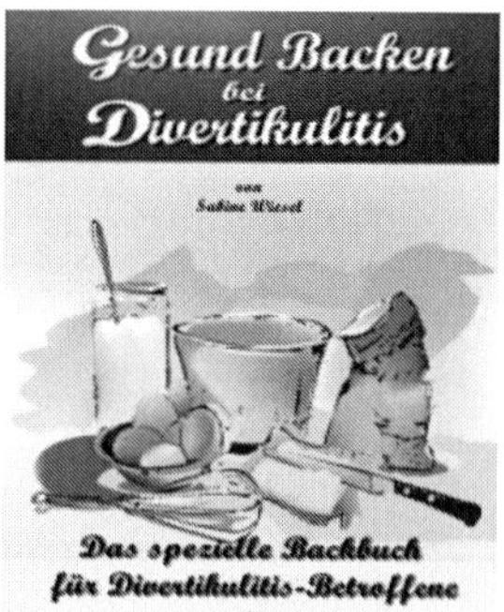